Alle Angaben in diesem Buch wurden sorgfältig recherchiert. Für die Richtigkeit der Aussagen in jedem Einzelfall können Autor und Verlag keinerlei Gewähr übernehmen.

Michael D. Benson

Schwanger-schafts*mythen*

Was Sie wirklich erwartet,
wenn Sie ein Kind erwarten

Aus dem Amerikanischen
von Nicole Hölsken

Wilhelm Heyne Verlag
München

HEYNE RATGEBER
08/5350

Umwelthinweis:
Dieses Buch wurde auf
chlor- und säurefreiem Papier gedruckt.

Deutsche Erstausgabe 12/2000
Copyright © 1995 by Michael D. Benson
Die Originalausgabe erschien unter dem Titel
Pregnancy Myths im Verlag Marlowe & Company, New York
Copyright © der deutschsprachigen Ausgabe 2000
by Wilhelm Heyne Verlag GmbH & Co. KG, München
http://www.heyne.de
Printed in Germany 2000
Redaktion: Gisela Klemt/lüra
Umschlagillustration: Image Bank Bildagentur GmbH, München
Umschlaggestaltung: Eisele Grafik-Design, München
Herstellung: Helga Schörnig
Satz: Schaber Satz- und Datentechnik, Wels
Druck und Bindung: Ebner Ulm

ISBN 3-453-17973-0

INHALT

Vorwort 13

Kapitel 1: Mythen zum Thema Empfängnis und dem ersten Schwangerschaftsdrittel

RISIKOFAKTOREN

Mythos

1 Ist die Schwangere älter als 35 Jahre, handelt es sich um eine »Risikoschwangerschaft« *17*

DER VORAUSSICHTLICHE ENTBINDUNGSTERMIN

Mythen

2 Der voraussichtliche Entbindungstermin richtet sich nach dem Zeitpunkt der Empfängnis *22*
3 Der voraussichtliche Entbindungstermin, den man durch eine Ultraschalluntersuchung herausfindet, ist genauer als derjenige, der sich durch die letzte Periode ergibt *23*
4 Frauen, die sich künstlich befruchten lassen, wissen genau, wann die ersten Wehen einsetzen *24*

FEHLGEBURT

Mythen

5 Krämpfe im ersten Schwangerschaftsdrittel sind ein Alarmsignal und können einer Fehlgeburt vorausgehen *25*

6 Krämpfe, die im ersten Drittel der Schwangerschaft auftreten, sind ein Zeichen dafür, dass eine Extrauterinschwangerschaft vorliegt 26
7 Intensiver Sport erhöht das Risiko einer Fehlgeburt 27
8 Ein Sturz kann eine Fehlgeburt zur Folge haben 28
9 Eine Frau, die eine Fehlgeburt hat, braucht immer (oder braucht nie) eine Ausschabung oder Kürettage 29
10 Hormonelle Schwankungen sind eine häufige Ursache für Fehlgeburten 31
11 Eine Frau, die eine Fehlgeburt erleidet, hat eigentlich Glück, denn das Baby wäre sowieso behindert gewesen 33

SYMPTOME IN DER FRÜHEN SCHWANGERSCHAFT

Mythen

12 Gelenkbänder sind gut gegen morgendliche Übelkeit 34
13 Frauen, die unter schweren Anfällen morgendlicher Übelkeit leiden, versuchen die Schwangerschaft »zu erbrechen« 35

Kapitel 2: Ernährung und Medikamente

ERNÄHRUNG

Mythen

14 Fruchtsäfte sind das ideale Getränk für schwangere Frauen 39
15 Süßstoff ist für schwangere Frauen nicht gesund 40
16 Während der Schwangerschaft sind zusätzliche Vitamine besonders wichtig 46
17 Schwangere Frauen dürfen keine Medikamente einnehmen 49
18 Es ist kein Problem, wenn eine schwangere Frau gelegentlich ein Glas Alkohol trinkt 51

Kapitel 3: Mittlere und späte Schwangerschaft

PRÄNATALE DIAGNOSTIK

Mythen

19 Der Alpha-Fetoprotein-Test sollte nicht durchgeführt werden, weil er eine hohe Falsch-Positiv-Rate aufweist 55
20 Mütter, die gegen einen Schwangerschaftsabbruch aufgrund eines genetischen Defekts beim Fötus sind, sollten sich trotzdem untersuchen lassen, weil sie auf das Problem dann besser vorbereitet sind 61
21 Findet der Arzt bei den Vorsorgeuntersuchungen Zucker im Urin, muss man davon ausgehen, dass die Mutter an Diabetes erkrankt ist 62

AKTIVITÄT

Mythen

22 Schwangere Frauen sollten unter keinen Umständen auf dem Rücken schlafen 65
23 Schwangere Frauen sollten keinen Sport treiben 67
24 Stretching kann beim Kind zum Erstickungstod führen, da die Nabelschnur geknickt (oder überdehnt) wird 69
25 Das Heben schwerer Dinge kann dem Baby schaden 70
26 Schwangere Frauen sollten nicht reiten 71

UMWELTGEFAHREN

Mythen

27 Heiße Vollbäder sind für den Fötus gefährlich 72
28 Man darf Kinder nicht im Sandkasten spielen lassen, da dort das Risiko einer Ansteckung mit Toxoplasmose besteht 74
29 Schwangere sollten sich keine Dauerwelle machen lassen 75

Symptome

Mythen

30 Präeklampsie tritt bei 20 Prozent aller Schwangerschaften auf *76*
31 Eine Schwangere, die unter Ödemen leidet, ist wahrscheinlich an Präeklampsie erkrankt *77*
32 Kopfschmerzen sind ein Zeichen für zu hohen Blutdruck *78*
33 Wadenkrämpfe sind ein Symptom für Blutgerinnsel *79*
34 Wadenkrämpfe sind auf Kalziummangel zurückzuführen *80*

Die Vorbereitung auf die Wehen und die damit zusammenhängenden Voraussagen

Mythen

35 Man kann das Wehenmuster einer Frau vorhersagen, wenn man das Wehenmuster ihrer Mutter kennt *81*
36 Schwangerschaftswehen unterscheiden sich von normalen Geburtswehen *83*
37 Schwangerschaftswehen tragen zur Öffnung des Muttermundes bei *86*
38 Wehen setzen häufig bei Vollmond ein *87*
39 Bei Sturm kommt es schneller zum Blasensprung *88*
40 Ein Arzt kann voraussagen, wer einen Kaiserschnitt benötigt, indem er vor Einsetzen der Wehen das Becken vermisst *89*
41 Der Arzt kann voraussagen, wann die Wehen einsetzen, indem er am Ende der Schwangerschaft den Muttermund untersucht *90*
42 Erstgebärende entbinden nach und Mütter, die ihr zweites Kind zur Welt bringen eher vor dem errechneten Entbindungstermin (oder umgekehrt) *92*
43 Ich sollte vor meiner Entbindung Blut spenden *93*
44 Meine Familie sollte vor meiner Entbindung Blut für mich spenden *94*

Kapitel 4: Die Geburt

DIE FRUCHTBLASE

Mythen

45 Eine »trockene« Geburt ist gefährlich *99*
46 Bei einer Frau, deren Fruchtblase in der ersten Schwangerschaft vor dem Einsetzen der Wehen geplatzt ist, ist es wahrscheinlich, dass sich dies in den darauf folgenden Schwangerschaften wiederholt *100*

SCHMERZLINDERNDE MITTEL WÄHREND DER SCHWANGERSCHAFT

Mythen

47 Schmerzmittel während der Wehen sind gefährlich und sollten vermieden werden *101*
48 Eine Periduralanästhesie hat häufig Lähmungserscheinungen zur Folge *103*
49 Es besteht ein grundlegender Unterschied zwischen den spezifischen Narkotika, die in der Regel bei Wehen und bei der Geburt verschrieben werden *104*
50 Die Periduralanästhesie ist sicherer als die Injektion eines Betäubungsmittels *105*

DIE WEHEN

Mythen

51 Körperliches Training kann sich entscheidend auf den Wehenverlauf auswirken *106*
52 Wehen, die im Rücken auftreten, sind besonders schmerzhaft *108*
53 Babys in Rückenlage verursachen Wehen im Rückenbereich *109*
54 Bewegung ist wehenfördernd *110*
55 Bei einem Dammriss ist der Wundschmerz weniger stark als bei einem Dammschnitt (oder umgekehrt) *111*

Entbindung

Mythen

56 Im Krankenhaus wird zu Beginn der Wehen die Schambehaarung rasiert und ein Einlauf verabreicht *112*
57 Der Einsatz von Saugglocke und Zange ist gefährlich und sollte grundsätzlich vermieden werden *112*

Kaiserschnitt

Mythen

58 Ein Besorgnis erregender Zustand des Neugeborenen ist die häufigste Ursache für einen Kaiserschnitt *114*
59 Eine Frau, die schon einmal an Genitalherpes erkrankt war, wird voraussichtlich per Kaiserschnitt entbinden müssen *115*

Kapitel 5: Das Baby vor, während und nach der Geburt

Welches Geschlecht wird das Baby haben?

Mythen

60 Die Pulsfrequenz des Fötus gibt Aufschluss über sein Geschlecht *121*
61 Das Aussehen des Bauches gibt Aufschluss über das Geschlecht des Babys *124*
62 Sodbrennen bedeutet, dass es sich um einen Jungen (oder um ein Mädchen) handelt *125*
63 Der chinesische Geburtskalender kann das Geschlecht des Kindes genauer vorhersagen als andere Methoden *125*
64 Sex vor dem Eisprung erhöht die Chance auf einen Jungen *127*

DIE GESUNDHEIT DES FÖTUS

Mythen

65 Es ist empfehlenswert, sich schon vor der Geburt mit Kinderärzten zu unterhalten, um zu entscheiden, welchem man später die medizinische Betreuung des eigenen Kindes anvertraut   *129*

66 Wenn die Nabelschnur um den Hals des Babys liegt, so hat das häufig den Tod oder folgenschwere Verletzungen des Neugeborenen zur Folge   *131*

67 Die Bewegungen des Babys werden vor dem Einsetzen der Wehen langsamer   *132*

68 Der Apgar-Test gibt eindeutige Hinweise auf die spätere Gesundheit des Babys   *133*

69 Streptokokken sind besonders gefährliche Bakterien und häufig der Grund für eine ernsthafte Erkrankung oder den Tod des Neugeborenen   *134*

ANGEBORENE FEHLBILDUNGEN

Mythen

70 Eine normale Ultraschalluntersuchung kann angeborene Fehlbildungen ausschließen   *136*

71 Die Hauptursache für eine geistige Behinderung ist Sauerstoffmangel während der Wehen   *137*

72 Eine Hauptursache für die Zerebralparese (zerebrale Bewegungsstörung) ist Sauerstoffmangel während der Geburt   *138*

73 Röntgenstrahlen stellen eine beträchtliche Bedrohung für den Fötus dar und sollten unter allen Umständen vermieden werden   *139*

Kapitel 6: Das Wochenbett

GENESUNG

Mythen

74 Durch geburtsbedingte Narben ist der Intimverkehr auch lange nach einer Entbindung noch recht schmerzhaft   *145*
75 Frauen können vor Einsetzen der ersten Periode nach der Entbindung nicht schwanger werden   *145*
76 Wochenbettdepressionen kommen nach einer Geburt häufig vor. Sie sind langwierig und meist ziemlich heftig   *146*
77 Frauen mit einer Wochenbettdepression werden voraussichtlich schlechte Mütter, weil sie ihre Babys in Wirklichkeit ablehnen   *147*

STILLEN

Mythos

78 Stillende Frauen können nicht schwanger werden   *149*

Anmerkungen zu den genutzten Quellen   *151*

Quellenteil   *155*

Über den Autor   *174*

Vorwort

Inspiriert wurde ich zu diesem Buch von meinen Patientinnen, denn keiner der hier beschriebenen Mythen wird in der medizinischen Fachwelt behandelt. Ich befasse mich ausschließlich mit den tatsächlichen Sorgen und Überzeugungen der vielen Frauen, die bei mir medizinischen Rat suchen oder in Behandlung sind. Glücklicherweise ist es mir im Gespräch mit ihnen gelungen, die meisten der geäußerten Befürchtungen als Mythen zu entlarven. Leider konnte ich nicht mit sämtlichen Vorurteilen aufräumen, die ich in diesem Buch anspreche, denn manche Menschen klammern sich mit wahrer Inbrunst an falsche Vorstellungen.

In der Fülle der Bücher zum Thema Schwangerschaft und Geburt fand ich kein einziges Buch, in dem diese Mythen einmal aufgelistet wurden. Das ist umso erstaunlicher, wenn man bedenkt, wie viel Irrtümer, Missverständnisse und schlichte Fehlinformationen sowohl auf mündlichem als auch auf schriftlichem Wege in Umlauf sind.

Das vorliegende Werk hat also zwei Dinge zum Ziel: Zum einen will es mit Dutzenden von Fehleinschätzungen in Bezug auf die Schwangerschaft aufräumen. Zum zweiten soll es der Schwangeren dabei helfen, im Hinblick auf populärmedizinische Informationen skeptischer zu werden und analytischer an die Dinge heranzugehen. Zum Thema »Gesundheit« äußern sich in der Regel zahlreiche Autoren mit den unterschiedlichsten Qualifikationen und viel zu häufig erreichen sie nur eines, nämlich ihr Publikum in Angst und Schrecken zu versetzen.

Hunderte wissenschaftlicher Publikationen befassen sich mit den Themenbereichen Geburtshilfe und Gynäkologie. Und je mehr neue Studien publiziert werden, um so stärker verändert sich auch die Art und Weise, in der klinische Medizin betrachtet und ausgeübt wird. Diese Veränderung, die so vorhersagbar ist wie der Wechsel der Jahreszeiten, ist ein immer währender und natürlicher Prozess, den wir auch bei der vorliegenden Arbeit im Hinterkopf behalten müssen. Während die meisten der in diesem Buch dargelegten Fakten und Sichtweisen sich wahrscheinlich nicht verändern werden, werden wiederum einige revidiert, sobald neue Informationen vorliegen.

Ich habe mich bei der Zusammenstellung und Behandlung um größtmögliche Genauigkeit bemüht. Trotzdem kann ich keineswegs garantieren, dass alle Behauptungen in diesem Buch der absoluten Wahrheit entsprechen, und dass das letzte Wort darüber gesprochen ist. Die hier aufgezählten Fakten sind das, was der Autor zum Zeitpunkt der Publikation für die übereinstimmende medizinische Ansicht gehalten hat. Deshalb repräsentieren die einzelnen Behauptungen nicht unbedingt eine einmütige Sichtweise. Hinzu kommt, dass sich selbst die vorherrschende medizinische Meinung im Laufe der Zeit verändern kann.

Letztlich entscheidet der Leser für sich allein, ob er die entsprechenden Behauptungen für vernünftig und gültig hält. Dort wo dieses Buch einzelne Mythen aufgreift, die von der medizinischen Forschung eingehend untersucht worden sind, lässt das Gewicht der gefundenen Gegenbeweise kaum Raum für Zweifel.

MICHAEL D. BENSON, M.D., F.A.C.O.G.
Dezember, 1994
Deerfield, Illinois

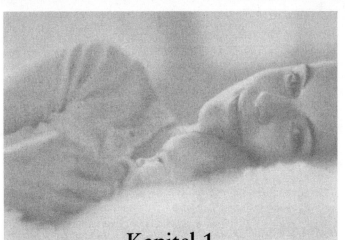

Kapitel 1

*Mythen
zum Thema Empfängnis
und dem
ersten Schwangerschaftsdrittel*

RISIKOFAKTOREN

Mythos
I

Ist die Schwangere älter als 35 Jahre, handelt es sich um eine »Risikoschwangerschaft«.

Diese These ist irreführend, weil sie eine Anzahl von tatsächlich zutreffenden Gegebenheiten miteinander vermengt. Es stimmt, dass mit zunehmendem Alter auch das Krankheitsrisiko steigt und dass der Prozentsatz angeborener Fehlbildungen proportional zum Alter der Mutter steigt. Doch die Schlussfolgerung, dass eine Schwangerschaft nach dem fünfunddreißigsten Lebensjahr gefährlich ist oder dass eine ältere Frau mit hoher Wahrscheinlichkeit ein krankes oder behindertes Kind zur Welt bringen wird, ist schlicht und ergreifend falsch. Um den Grund dafür zu verstehen, ist es notwendig, sich genauer anzusehen, was der Begriff »Risiko« in diesem Zusammenhang überhaupt bedeutet: Welche Verbindung besteht zwischen dem Alter der Mutter und ihrem Gesundheitszustand sowie zwischen ihrem Alter und dem Wohlbefinden des ungeborenen Kindes?

Das Konzept der »Risikoschwangerschaft« wurde in den sechziger Jahren entwickelt. Die Forschung legte umfangreiche Datenbanken über schwangere Frauen an, in dem Bemühen, eines Tages voraussagen zu können, welche Schwangerschaften problematisch verlaufen könnten. Man hoffte, dass man denjenigen Müttern, die einer bestimmten Risikogruppe angehörten – die also entweder selbst in Gefahr waren oder bei denen man befürchten musste, dass sie kranke Kinder zur Welt brachten – durch bestimmte Modifikationen in der Vorsorge würde helfen können. Unglücklicherweise hat sich diese so genannte globale Risikobewertung als nicht allzu nützlich erwiesen, weil dadurch eine große Gruppe von Frauen als gefährdet ausgewiesen wird, während jedoch relativ wenige dieser Patientinnen tatsächlich Probleme haben.

Erheblich aussagekräftiger als die Zuordnung einer Patientin zu einer Risikogruppe ist die individuelle Analyse ihrer Situation, beispielsweise im Rahmen einer genetischen Beratung: Wird eine spezifische Gefahr für die Schwangere festgestellt, können sofort Präventivmaßnahmen eingeleitet werden. Die gynäkologische Praxis konzentriert sich deshalb mittlerweile stärker auf individuelle Umstände, statt eine Patientin einer allgemeinen Risikogruppe zuzuordnen. So läuft beispielsweise eine Schwangere, die nicht nur über 35 ist, sondern auch noch an Diabetes erkrankt ist, eher Gefahr, ein behindertes Kind zur Welt zu bringen als eine gesunde 35-Jährige. Risikofaktoren, die eine Frühgeburt zur Folge haben können sind Mehrlingsschwangerschaften, Nikotinkonsum der Mutter sowie frühere Fehlgeburten. Angesichts des mangelnden Nutzens der globalen Risikoevaluation ist der Begriff »Risikoschwangerschaft« zu vage, um wirklich von Bedeutung zu sein.

Es stimmt, dass für die Mutter das Risiko von Krankheit und Tod mit dem Alter zunimmt. Doch eine Schwangerschaft mit Todesfolge tritt selbst bei alten Müttern so selten auf, dass es nur irreführend ist, werdenden Eltern überhaupt etwas davon zu sagen. Von 100 000 Frauen sterben etwa 15, die im Alter zwischen 20 und 24 ein Kind bekommen und etwa 58 der Schwangeren zwischen 35 und 39. Diese vierfache Steigerung ist auf den ersten Blick zwar ziemlich beeindruckend, wir müssen aber bedenken, dass von 10 000 älteren Frauen 9995 die

Schwangerschaft überleben. Zum Vergleich: Ein bis zwei dieser 10 000 Frauen kommen im Jahr ihrer Schwangerschaft durch einen Autounfall ums Leben (und doch setzen wir uns alle immer wieder hinters Steuer). Wir müssen also erkennen, dass im wirklichen Leben nichts darauf hinweist, dass der 35. Geburtstag automatisch ein plötzliches Ansteigen des Risikos zur Folge hat. Die Sterblichkeitsrate von Müttern steigt nur ganz allmählich an, sodass dieses spezifische Alter keinen plötzlichen biologischen Verfall zur Folge hat.

Einige Autoren machen auch ziemlich viel Wind um die Tatsache, dass Erkrankungen wie Diabetes und hoher Blutdruck bei älteren Schwangeren häufiger auftreten als bei anderen Frauen. Das entspricht zwar den Tatsachen, doch die betreffenden Patientinnen hätten diese Krankheiten auch dann, wenn sie nicht schwanger geworden wären. Mit der richtigen medizinischen Betreuung können diese Krankheiten recht wirkungsvoll behandelt werden, sodass Mutter und Kind gleichermaßen gesund bleiben.

Wie steht es dann mit dem Wohlbefinden des ungeborenen Kindes einer »älteren« Frau? Zahlreiche Studien haben ergeben, dass die Rate der Totgeburten und kranker Neugeborener bei älteren schwangeren Patientinnen nicht höher ist als bei jüngeren Frauen. Im Gegenteil: Ältere Frauen sind meist verheiratet, verfügen über eine gute Ausbildung oder ein Studium, leben in stabilen finanziellen Verhältnissen – Faktoren, von denen man annimmt, dass sie entscheidend zum unproblematischen Verlauf einer Schwangerschaft beitragen.

In der Literatur ist häufig die Rede davon, dass ältere Frauen eher Kinder mit einer angeborenen Fehlbildung zur Welt bringen. Schätzungsweise drei Prozent aller Neugeborenen sind überhaupt behindert. Über 20 Prozent ihrer Probleme gehören zu einer spezifischen Gruppe von

Störungen, die man als Chromosomenanomalie bezeichnet. Wir alle besitzen 46 Chromosomen (die individuelle Ansammlung tausender von Genen). Diejenigen, die zusätzliche Chromosomen besitzen oder bei denen Chromosomenmaterial fehlt, haben meist tief greifende Probleme: Sie sind geistig behindert oder leiden unter Störungen des Bewegungsapparates. Bei einem solchen Defekt enden die meisten Schwangerschaften mit einer Fehl- oder Totgeburt. Bei Babys, die trotz einer derartigen Chromosomenanomalie überleben, ist das Downsyndrom (ein zusätzliches Nr. 21 Chromosom) das häufigste. Bei Chromosomenanomalien handelt es sich um die einzige Form der angeborenen Fehlbildungen, deren Risiko mit zunehmendem Alter der Mutter steigt. Diese Defekte können durch eine Amniozentese, eine Fruchtwasseruntersuchung also, festgestellt werden: Hierbei wird eine Nadel durch die Bauchdecke eingeführt, mit der Fruchtwasser entnommen wird. Das Fruchtwasser enthält Zellen des Fötus, die untersucht werden können.

Was bedeutet das alles für ältere Frauen? Mit 20 beträgt das Risiko, ein Kind mit einer Chromosomenanomalie zur Welt zu bringen, 1 zu 526. Mit 30 beträgt es 1 zu 384. Mit 34 steigt es auf 1 zu 243 und mit 35 auf 1 zu 178. Für eine Mutter, die zurzeit der Entbindung 40 ist, steigt das Risiko auf 1 zu 63. 62 von 63 dieser älteren Frauen, also 98,4 %, bringen *kein* Baby mit einer chromosomenbedingten Fehlbildung zur Welt.

Das Risiko, durch die Amniozentese eine Fehlgeburt auszulösen, wird in der Regel bei 1 zu 200 angesiedelt. Angesichts der oben aufgelisteten Risikoraten wird folgendes deutlich: Erst bei einer Entbindung im Alter von 35 ist die Chance, ein Problem durch die Amniozentese zu *finden*, höher, als das Risiko, ein Problem dadurch zu *verursachen*. Vor dem Hintergrund dieser Überlegungen ist es die weltweit gängige Praxis, Frauen, die zum Zeitpunkt ihrer Entbindung 35 und älter sind, eine Fruchtwasseruntersuchung zu empfehlen. Und ich betone nochmals, dass nur eine von 178 Frauen, die bei der Geburt 35 Jahre alt sind, ein Kind mit einem Chromosomendefekt zur Welt bringt.

Zusammenfassend kann man festhalten, dass der Begriff »Risikoschwangerschaft« so vage ist, dass er eigentlich gar keine Bedeutung mehr hat. Es stimmt zwar, dass die mütterliche Sterberate mit zunehmendem Alter steigt, aber selbst bei älteren Frauen tritt der Tod heutzutage so selten ein, dass man sich darüber keine Sorgen zu machen braucht. Babys älterer Frauen scheinen genauso gesund zu sein wie Babys jüngerer Mütter. Die einzige Maßnahme, die bei Schwangeren über 35 empfohlen wird, ist die routinemäßige Fruchtwasseruntersuchung. Der Grund dafür ist das leicht erhöhte Risiko in Bezug auf Chromosomenanomalien (wie das Downsyndrom). Doch offensichtlich ist diese angeborene Fehlbildung selbst bei älteren Frauen unwahrscheinlich. Die körperliche Verfassung einer Frau wird nach ihrem fünfunddreißigsten Geburtstag nicht spontan schlechter. Mit Ausnahme der Amniozentese werden ältere Frauen während ihrer Vorsorgeuntersuchungen nicht anders behandelt als andere Schwangere.

Der voraussichtliche Entbindungstermin

Mythos 2

Der voraussichtliche Entbindungstermin richtet sich nach dem Zeitpunkt der Empfängnis.

Der Entbindungstermin wird auf 40 Wochen nach dem ersten Tag der letzten Periode angesetzt. Diese Berechnungsmethode beruht auf der Annahme, dass die Empfängnis am 14. Zyklustag erfolgt, wie es typischerweise bei Frauen geschieht, deren Zyklen 28 Tage lang dauern. Viele meiner Patientinnen geben scharfsinnigerweise zu bedenken: »Aber während der ersten beiden Wochen Ihrer Berechnungen war ich doch noch nicht einmal schwanger!« Das ist natürlich zutreffend. Zunächst sollten wir daran denken, dass die Ankunft des Babys schon seit tausenden von Jahren auf der Basis der letzten Periode geschätzt wird. Im Vergleich dazu ist der Eisprung hingegen erst seit kurzer Zeit bekannt – höchstens seit etwa einem Jahrhundert. Ob richtig oder falsch: Wenn die medizinische Literatur (oder die Patientenakte) festlegt, wie weit die Schwangerschaft einer Frau fortgeschritten ist, bezieht sie sich unweigerlich auf den Zeitrahmen, der mit dem ersten Tag der letzten Periode beginnt.

Der voraussichtliche Entbindungstermin ist definiert als Mittelwert dieses Zeitrahmens, innerhalb dessen das Baby erwartet wird. Neunzig Prozent aller Schwangerschaften enden mit Wehen innerhalb von zwei Wochen vor oder nach diesem Termin. Etwa 5 Prozent aller Schwangeren entbinden mehr als zwei Wochen davor – dann handelt es sich um Frühgeburten. Etwa 5 Prozent entbinden mehr als 14 Tage nach dem errechneten Entbindungstermin und gelten als Übertragungen. Aus beiden Extremen können für den Fötus Gesundheitsprobleme entstehen.

Mythos 3

Der voraussichtliche Entbindungstermin, den man durch die Ultraschalluntersuchung herausfindet, ist genauer als derjenige, der sich durch die letzte Periode ergibt.

Während der ersten 24 Wochen der Schwangerschaft kann der voraussichtliche Entbindungstermin auch durch eine Ultraschalluntersuchung ermittelt werden, denn in dieser Phase zeigen Föten noch keine großen genetischen Variationen in der Größe auf. Durch das Vermessen des Fötus bis auf den letzten Millimeter können die Ärzte den Zeitpunkt der Schwangerschaft ganz gut festlegen. Diese Vermessungen sind jedoch nicht allzu präzise, und Babys sind auch keineswegs so einheitlich, dass die Schätzung der Größe in den ersten beiden Dritteln der Schwangerschaft das korrekte Entbindungsdatum erschließen könnte. Als allgemeine Regel gilt: Wenn das durch Ultraschall ermittelte Datum in einem Rahmen von sieben Tagen mit dem durch die letzte Periode ermittelten Datum übereinstimmt, wird der ursprünglich festgelegte voraussichtliche Entbindungstermin nicht verändert. Doch weil Ultraschall ein relativ kostspieliges Verfahren ist und man hinterher auch noch ein Bild vom Baby in Händen hält, nehmen viele Patientinnen an, dass der voraussichtliche Entbindungstermin durch diese Methode zuverlässiger ermittelt werden kann als der Termin, den der Arzt ermittelt, indem er ihn innerhalb von fünf Sekunden über den Daumen peilt. Hinzu kommt, dass Ultraschalluntersuchungen, die in den letzten 12 Wochen der Schwangerschaft vorgenommen werden, bei der Voraussage, wann das Baby das Licht der Welt erblicken wird, nicht besonders nützlich sind. Denn schon zu diesem Zeitpunkt sind genetische Spezifika für unterschiedliche Körpergrößen verantwortlich. Die Regel, die in einem früheren Stadium der Schwangerschaft noch galt, nämlich dass die Größe des Fötus mit einem bestimmten Alter einhergeht, stimmt jetzt nicht mehr.

Mythos
4

Frauen, die sich künstlich befruchten lassen, wissen genau, wann die ersten Wehen einsetzen

Dieser Gedanke ist mir nie gekommen, bis eine unserer Patientinnen, die künstlich befruchtet wurde, ihre Verwunderung äußerte, weil ihr Kind nicht am errechneten Entbindungstermin zur Welt kam. Ihre Verwirrung hatte durchaus einen logischen Hintergrund, denn sie kannte ja sogar die genaue Stunde der Empfängnis. Trotzdem weiß man beim Menschen noch nicht, ob die Wehentätigkeit durch den Körper der Frau oder durch den Fötus eingeleitet wird. (Beim Schaf ist es der Fötus.) Bei Patientinnen, die eine künstliche Befruchtung hinter sich haben, kann man den voraussichtlichen Entbindungstermin mit einem hohen Maß an Genauigkeit festlegen. Doch wann die Wehentätigkeit einsetzt, bleibt Spekulation. Deshalb ist es hier nicht anders als bei Frauen, die auf weniger hoch technisierte Weise empfangen haben: Fast die Hälfte aller Babys kommt vor dem errechneten Termin, die andere Hälfte nach dem Termin zur Welt.

FEHLGEBURT

Mythos
5

*Krämpfe im ersten Schwangerschaftsdrittel
sind ein Alarmsignal und
können einer Fehlgeburt vorausgehen.*

Viele Patientinnen haben gehört oder gelesen, dass »Krämpfe ein Alarmsignal sind« und »eine Fehlgeburt zur Folge haben« können. Außerdem klagen zahlreiche Schwangere in meiner Praxis über menstruationsartige Beschwerden: Krämpfe oder sogar Schmerzen auf einer Seite oder im Unterbauch. Trotz der scheinbaren Häufigkeit solcher Phänomene in den ersten drei Monaten werden Krämpfe und Unterbauchbeschwerden ohne Vaginalblutungen selten, wenn überhaupt jemals, in der medizinischen Literatur erwähnt.

Meiner persönlichen Beobachtung zufolge sollte man dieses leichte Unbehagen als normal betrachten. Es ist kein

Hinweis auf eine Krankheit. Trotzdem muss man deutlich unterscheiden zwischen Frauen, die unter »Krämpfen« ohne Blutungen und solchen, die unter »Krämpfen« mit Blutungen leiden. Sobald Blutungen auftreten, besteht – egal, ob Schmerzen im Beckenbereich auftreten oder nicht – die Gefahr einer darauf folgenden Fehlgeburt. Ohne Blutungen sind leichte Krämpfe oder Schmerzen jedoch kein Grund zur Sorge. Bei schweren Schmerzen (ob nun krampfartig oder nicht) sollte selbstverständlich immer ein Arzt aufgesucht werden.

6

Krämpfe, die im ersten Drittel der Schwangerschaft auftreten, sind ein Zeichen dafür, dass eine Extrauterinschwangerschaft vorliegt.

Bei einer Extrauterinschwangerschaft hat sich die befruchtete Eizelle außerhalb der im Uterus dafür vorgesehenen Zone in der Bauchhöhle eingenistet. In den meisten Fällen dieser Art wächst der Embryo im Eileiter heran, daher spricht man zumeist von einer Eileiterschwangerschaft. Unglücklicherweise reichen die Struktur und die Durchblutung des Eileiters nicht aus, um eine Schwangerschaft zu ermöglichen, deshalb ist die Folge unweigerlich eine Fehlgeburt. Außerdem stellt sie eine Bedrohung für die Schwangere dar, denn es kann erhebliche innere Blutungen zur Folge haben, wenn die befruchtete Eizelle vom Eileiter abgestoßen wird und in die Bauchhöhle wandert. Gelegentlich kommt es vor, dass die Schwangerschaft eine Zeit lang durchaus unproblematisch verläuft und dann den Eileiter sprengt, was erhebliche Schmerzen und lebensbedrohliche innere Blutungen hervorruft.

Einige meiner Patientinnen haben gelesen, dass Krämpfe symptomatisch für eine Eileiterschwangerschaft seien. Natürlich muss das jede Schwangere in Unruhe versetzen, die unter Krämpfen leidet. Tatsache ist jedoch, dass Eileiterschwangerschaften nicht allzu häufig vorkommen – nur etwa eine von hundert Schwangerschaften verläuft auf diese Weise. Es ist zwar zutreffend, dass die große Mehrheit der Patientinnen mit einer Extrauterinschwangerschaft unter starken Bauchschmerzen leidet, deshalb ist der Umkehrschluss jedoch noch lange nicht zutreffend. Bei den meisten Frauen, die im ersten Schwangerschaftsdrittel unter Bauchschmerzen leiden, verläuft die Schwangerschaft unproblematisch. Das trifft insbesondere für Frauen zu, deren leichte Krämpfe an Menstruationsbeschwerden erinnern oder einem dumpfen Schmerz gleichkommen. Bei Beschwerden, die mit Blutungen einhergehen, immer stärker werden oder die Betroffene daran hindern, sich normal zu bewegen, sollte jedoch in jedem Fall ein Arzt aufgesucht werden.

Mythos 7

Intensiver Sport erhöht das Risiko einer Fehlgeburt.

Sport hat in der Regel keine Fehlgeburt zur Folge. In vielen Fällen ist der Grund für Fehlgeburten zwar unbekannt, aber der Hauptgrund, den wir kennen, ist eine genetische Anomalie beim Embryo. Deshalb kann man nicht genug betonen, dass eine schwangere Frau das Baby nicht »abschütteln« kann, genauso wenig wie sie ihre Nieren oder andere Organe abstoßen kann. Beim Sport wird einfach nicht genug Kraft freigesetzt, um den Embryo von der Gebärmutter zu lösen. Selbst die erhöhte Körpertemperatur, die eine Folge intensiven Sporttreibens sein kann, vermag dem Embryo keinen Schaden zuzufügen.

8

Ein Sturz kann eine Fehlgeburt zur Folge haben.

In einer bekannten Szene aus *Vom Winde verweht* stehen Scarlet O'Hara und Rhett Butler am oberen Treppenabsatz ihres Hauses und streiten miteinander. Als er sie stößt, fällt sie die gesamte Treppe herunter. Prompt erleidet sie durch den Sturz eine Fehlgeburt, was ihrer Ehe nicht gerade förderlich ist. Doch im richtigen Leben hat ein Sturz der Mutter in aller Regel keine Fehlgeburt zur Folge, es sei denn, sie verletzt sich so schwer, dass eine sofortige Krankenhausbehandlung oder eine Operation vonnöten ist, weil sie innere Verletzungen hat.

Bei normalen Schwangerschaften ist der Embryo fest an der Gebärmutterwand verankert, und erst wenn auf die Gebärmutter selbst einige Gewalt einwirkt, kann eine Trennung des werdenden Lebens vom mütterlichen Gewebe erfolgen. Diese Kräfte sind meist ausreichend, um auch die anderen im Becken liegenden Organe aus ihrer Befestigung zu reißen. Dies würde auch bei nicht schwangeren Frauen zu einer Notoperation führen. Ein solches mütterliches Trauma wird deshalb in der medizinischen Literatur nie als Ursache für Fehlgeburten behandelt, da die Wahrscheinlichkeit eines solchen Sturzes mehr als gering ist.

Mythos 9

Eine Frau, die eine Fehlgeburt hat, braucht immer (oder braucht nie) eine Ausschabung oder Kürettage.

An dieser Stelle sind zunächst ein paar erklärende Worte zur Terminologie angebracht. Traditionsgemäß bezeichnen Mediziner jeden Schwangerschaftsabbruch in der ersten Schwangerschaftshälfte als »Abort«. Natürlich ist dieser Terminus für Frauen, die ihr heiß ersehntes Kind verlieren, sehr schmerzhaft. Deshalb bezeichnen wir in diesem Kontext natürliche Abgänge als »Fehlgeburten«, was in Einklang mit der Terminologie des Laien steht. Auch der Terminus Kürettage, ein anderes Wort für »Ausschabung« ist an dieser Stelle nicht ganz korrekt, da der Eingriff heutzutage nicht mehr mit der Kürette (einem scharfen Löffel) vorgenommen wird. Bei einer schwangeren Patientin ist die Prozedur eher unter dem Begriff Ausschabung bekannt. Das einzigartige Merkmal dieses Eingriffs ist der Einsatz der Saugkürettage, einer hohlen Plastikröhre, durch die ein Vakuum geschaffen wird, das die Entfernung von Schwangerschaftsgewebe ermöglicht.

Fehlgeburten werden in mehrere Stadien eingeteilt. Der Begriff »drohende« Fehlgeburt (abortus imminens) beschreibt Vaginalblutungen im ersten Schwangerschaftsdrittel, bei denen der Muttermund sich nicht geweitet hat oder kein Gewebe abgestoßen wurde. Bei einer beginnenden, »unweigerlichen« Fehlgeburt (abortus incipiens) gehen Vaginalblutungen mit einer Erweiterung des Muttermundes einher. In der Praxis kann dies nur durch die physische Untersuchung des Muttermundes diagnostiziert werden. Dieser Zustand dauert typischerweise nur höchstens wenige Stunden und wird üblicherweise von schweren Blutungen und Krämpfen begleitet. Bei einer »verhaltenen« Fehlgeburt weiß man, dass der Embryo nicht lebensfähig ist, die Schwangerschaft aber fortdauert, weil er noch nicht vom Körper abgestoßen wurde. Die Lebensfähigkeit der Frucht wird durch Ultraschall oder einen Choriongonadotropin-Test festgestellt. (Das Choriongonadotropin ist das in der Plazenta gebildete Hormon, das schon in einem sehr frühen Schwangerschaftsstadium im Harn nachgewiesen werden kann. Fallende Werte in der frühen Schwangerschaft deuten auf das Absterben des Fötus hin.) Von einer »unvollständigen« Fehlgeburt (abortus incompletus) spricht man, wenn ein Teil des Schwangerschaftsgewebes abgestoßen wurde und etwas im Uterus verblieben ist.

Der Einsatz einer Saugkürettage ist im Allgemeinen in folgenden Fällen angemessen: Frauen, die unter Blutungen und Krämpfen leiden und bei denen sich außerdem der Muttermund geweitet hat (beginnende Fehlgeburt), kann der Eingriff Blutungen und Schmerzen ersparen. Das Gleiche gilt für diejenigen Patientinnen, bei denen eine unvollständige Fehlgeburt vorliegt. Wenn man festgestellt hat, dass der Embryo zwar tot ist, aber ebenso wie das übrige Schwangerschaftsgewebe noch nicht abgestoßen wurde, kann eine Saugkürettage den Prozess beenden und auch hier stundenlangen Bauchkrämpfen und Blutungen vorbeugen.

Bei der Kürettage handelt es sich nur selten um eine medizinische »Notwendigkeit«. Sie sollte als Möglichkeit betrachtet werden, um den Schmerz und die Blutungen der tatsächlichen Fehlgeburt zu erleichtern. Bei Frauen, die sich nicht dazu entschließen können, kann der Eingriff vermieden werden, indem man sich mit den Beschwerden einer Abstoßung des Gewebes abfindet. Natürlich sind die Dauer, das Ausmaß der Schmerzen und der Blutungen von Frau zu Frau unterschiedlich. Außerdem gilt: Je länger die Schwangerschaft bis zur Fehlgeburt angedauert hat, umso unangenehmer ist dieser Prozess.

Unter zwei – sehr selten auftretenden – Umständen kann eine Ausschabung notwendig sein, um gesundheitsbedrohliche Auswirkungen zu verhindern. Manchmal kann die Fehlgeburt lebensbedrohliche Blutungen zur Folge haben. Wenn nach dem Absterben des Embryos Wochen vergangen sind, kann sich das Schwangerschaftsgewebe innerhalb der Gebärmutter entzünden. Doch lassen Sie mich betonen, dass solche Komplikationen nur äußerst selten auftreten. In den meisten Fällen wird eine Ausschabung nur empfohlen, um der Frau Schmerzen zu ersparen und nicht, um eine lebensbedrohliche Situation zu meistern.

Mythos 10

Hormonelle Schwankungen sind eine häufige Ursache für Fehlgeburten.

Fast jede Frau, die eine Fehlgeburt erleidet, will den Grund dafür wissen. Unglücklicherweise haben die Ärzte oft nur unzureichende Erklärungen anzubieten, wie »das Spermium und das Ei haben sich nicht richtig vereint«.

Dieses Erklärungsdefizit hatte zur Folge, dass mit der Zeit die Vorstellung aufkam, Progesteronmangel sei eine häufige Ursache für Fehlgeburten. Dieses Hormon, das Progesteron, wird nach dem Eisprung vom Eierstock produziert. Man nimmt an, dass es bis zur achten Schwangerschaftswoche die Schwangerschaft unterstützt. Danach übernimmt die Plazenta selbst die Progesteronproduktion. Wird in einem frühen Stadium der Schwangerschaft der Eierstock entfernt, so hat dies erwiesenermaßen eine Fehlgeburt zur Folge. Außerdem scheint eine sehr geringe Anzahl von Frauen unter einer biologischen Anomalie zu leiden, durch die ihre Eierstöcke nicht in der Lage sind, ausreichende Mengen Progesteron zu produzieren. Diese Störung hat Unfruchtbarkeit oder wiederholte Fehlgeburten in einem frühen Stadium zur Folge.

Bei Patientinnen, die alles daran setzen, den Grund für ihre Fehlgeburt zu finden, verfallen viele Ärzte auf den Gedanken, in der frühen Schwangerschaft Progesteronzäpfchen zu verschreiben. Unglücklicherweise gibt es dafür jedoch keine wissenschaftliche Basis, denn nur sehr wenige Frauen leiden tatsächlich unter Progesteronmangel. Und um das Thema noch verwirrender zu machen: Ein niedriger Progesteronspiegel ist nicht nur ein Hinweis darauf, dass der Eileiter nicht funktionstüchtig ist und unfähig, genug Progesteron zu produzieren, damit die Eizelle sich ungestört einnisten kann. Er ist auch ein Indiz dafür, dass die Schwangerschaft nicht normal verläuft.

Mit anderen Worten: Durch die Messung des Progesteronspiegels zu Beginn einer Schwangerschaft kann man keineswegs einen allgemeinen Progesteronmangel diagnostizieren. Wenn er sich überhaupt zweifelsfrei feststellen lässt, dann während des normalen menstruellen Zyklus außerhalb einer Schwangerschaft. Obwohl Progesteronpräparate aus demselben Progesteronmolekül bestehen, wie es vom Körper produziert wird, ist ihre Wirksamkeit noch nicht ganz erforscht. Aber im Allgemeinen wird angenommen, dass derlei Präparate, wenn schon nicht besonders hilfreich, so doch wenigstens harmlos sind.

Mythos II

*Eine Frau, die eine Fehlgeburt erleidet,
hat eigentlich Glück,
denn das Baby wäre sowieso behindert gewesen.*

Es stimmt zwar, dass der häufigste Grund für eine Fehlgeburt ein genetischer Defekt beim Embryo (d. h. eine Chromosomenanomalie wie beim Downsyndrom) ist, trotzdem haben nur wenige Frauen nach einer Fehlgeburt das Gefühl, »Glück« gehabt zu haben. Sie sind alles andere als dankbar, dass sie kein behindertes Baby ausgetragen haben; vielmehr fragen sie sich, warum sie kein *gesundes* Baby hatten wie ihre Freundin, ihre Verwandte oder ihre Nachbarin.

Wenn Sie versuchen, eine Frau zu trösten, die ihr Kind verloren hat, ist es das Beste, Bemerkungen wie »Das sollte so sein« und »Eigentlich hast du Glück gehabt, denn das Baby wäre behindert gewesen« zu vermeiden. Eine bessere Reaktion wäre »Ich bedaure deinen Verlust« oder »Ich weiß, dass du jetzt eine schwere Zeit durchmachst.«

Symptome in der frühen Schwangerschaft

Mythos 12

Gelenkbänder sind gut gegen morgendliche Übelkeit.

In vielen Apotheken sind Armbänder erhältlich, von denen die Werbung behauptet, dass sie durch »Akupressur« Seekrankheit lindern. Gelegentlich versuchen schwangere Frauen, ihre schwangerschaftsbedingte Übelkeit ebenfalls durch solche Hilfsmittel in den Griff zu bekommen.

Ich habe in der medizinischen Literatur zu diesem Thema keinerlei Hinweise auf den Erfolg dieser Praxis gefunden; offenbar ist die Wirksamkeit dieser Gelenkbänder noch nicht erforscht worden.

Der Hersteller eines solchen Bandes, dessen Produktbeschreibung ich mir durchgelesen habe, vermeidet es, zu behaupten, dass die Wirksamkeit seines Produkts durch medizinische Studien untermauert sei. Das Fairste, was man darüber sagen kann, ist, dass weder bekannt ist noch vermutet wird, dass Druck auf das Handgelenk die Übelkeit während der Schwangerschaft zu reduzieren vermag.

Mythos 13

*Frauen, die unter schweren Anfällen
von morgendlicher Übelkeit leiden, versuchen
die Schwangerschaft »zu erbrechen«.*

Ironischerweise habe ich diesen Mythos zum ersten Mal ausgerechnet von einem Geburtshelfer gehört, obwohl ich nicht daran zweifele, dass viele Laien ebenfalls daran glauben. In diesem Zusammenhang ist es besonders interessant, dass medizinische Texte sich häufig auf Studien stützen, in denen die These vertreten wird, dass Stress eine wichtige Rolle beim Auftreten von morgendlicher Übelkeit spielt. Andere Studien hingegen zeigen eine Verbindung zwischen der absoluten Menge an Schwangerschaftshormonen im mütterlichen Blutkreislauf oder dem Grad ihres Anstieges auf. Im Allgemeinen ist dieses Phänomen noch nicht allzu intensiv erforscht, und die medizinische Literatur scheint sich noch nicht einig darüber zu sein, warum es bei manchen Schwangerschaften auftritt und bei manchen nicht.

Meine persönlichen Beobachtungen von schwangeren Frauen mit und ohne Übelkeit haben ergeben, dass es sich um ein Resultat biochemischer Vorgänge im Körper handelt, die bislang noch niemand durchschaut hat. So wird beispielsweise angenommen, dass manche Schwangerschaften ein Übelkeit erregendes Protein produzieren, wohingegen andere das nicht tun. Doch diese Annahme beruht vollkommen auf Spekulationen. Der Ehrlichkeit halber muss man also zugeben, dass die Ursache für Schwangerschaftsübelkeit einfach noch nicht erforscht ist.

Bis zu einem gewissen Grad ist den meisten schwangeren Frauen am Anfang häufig übel, aber wir wissen nicht, warum manche Frauen absolut überhaupt keine Symptome haben, während andere so stark darunter leiden, dass sie sogar abnehmen. Wer also davon ausgeht, dass die Übelkeitsattacken einer Schwangeren auf die Tatsache zurückzuführen sind, dass die Frau ihre Schwangerschaft ablehnt, der versucht in meinen Augen, dem Opfer alle Schuld zuzuschieben.

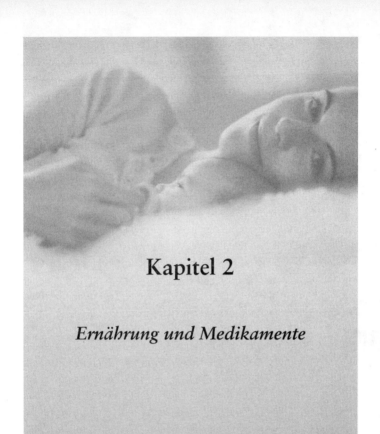

Kapitel 2

Ernährung und Medikamente

Ernährung

Mythos 14

Fruchtsäfte sind das ideale Getränk für schwangere Frauen.

Ich sage meinen Patientinnen immer: »Wenn Einstein heutzutage leben würde und sich für einen neuen Beruf entscheiden müsste, geriete er vielleicht in die Versuchung, in die Werbung zu gehen.« Jedenfalls finden wir in dieser Branche jede Menge kreativer Geister. Die falsche Vorstellung, dass man während einer Schwangerschaft viel Fruchtsaft trinken sollte, ist mit Sicherheit verantwortlich dafür, dass Schwangere teilweise viel zu viel an Gewicht zulegen.

Schon die Lektüre des Etiketts auf dem Orangensaft in meinem Kühlschrank macht einiges deutlich: 100 ml haben etwa 60 Kalorien und enthalten weder Fett noch Eiweiß. Im Vergleich dazu hat eine Coca-Cola nur 48 Kalorien pro 100 ml. Eine einzige Orange hat etwa 65 Kalorien, also etwa die Hälfte eines ganzen Glases. Das Einzige, was in Obstsäften überreichlich vorhanden ist, ist Vitamin C. Zu einem späteren Zeitpunkt – im Mythos, der sich mit Vitaminen befasst – werden wir sehen, dass Schwangere (und nicht Schwangere gleichermaßen) genug Vitamin C bekommen, wenn sie drei Mahlzeiten täglich zu sich nehmen.

Man braucht schätzungsweise 3500 Kalorien, um ein Pfund Fett im Körper zu bilden. Wenn wir das im Hinterkopf behalten, können wir uns fragen, welche Konsequenzen es hat, wenn eine schwangere Frau beschließt, pro Tag zwei Gläser Orangensaft statt zwei Gläser Wasser zu trinken. Auf diese Weise würde sie 220 zusätzliche Kalorien täglich zu sich nehmen. Bei einer Schwangerschaft von 280 Tagen bedeutet das einen Gesamtüberschuss von 61 600 Kalorien oder schätzungsweise 17,6 Pfund. Das ist eine ganze Menge Gewicht nur von Fruchtsäften. Jede schwangere Frau, die sich wegen ihrer Gewichtszunahme Sorgen macht, sollte Obstsäfte ganz und gar von ihrem Speiseplan streichen. Sie sind definitiv kein Ersatz für Obst. Vielleicht vereinfacht dieses Beispiel das Verhältnis zwischen Kalorienaufnahme und Gewichtszunahme zu sehr, trotzdem sollte man daran denken, dass selbst eine geringfügige Steigerung der täglichen Kalorienmenge im Verlaufe einer Schwangerschaft 10 bis 20 unerwünschte Pfunde auf die Hüften zaubern kann.

Mythos 15

Süßstoff ist für schwangere Frauen nicht gesund.

Lassen Sie mich zunächst einmal klarstellen, was ich mit dem Begriff »Süßstoff« meine. Ich spreche an dieser Stelle nicht von Saccharin oder Cyclamat, sondern von Aspartame, jenem Süßstoff also, der in den USA schon seit vielen Jahren an der Tagesordnung ist und der sich mittlerweile auch in ganz Europa auf dem Vormarsch befindet. Die Vorstellung, Aspartame sei für Schwangere gefährlich, ist nichts weiter als ein Mythos unserer übergewichtigen Gesellschaft. Aspartame ist nicht nur sicher für Schwangere, es ist sogar viel besser als Zucker, dem so genannten natürlichen Bestandteil unserer Ernährung! Diese Behauptung erschließt sich keineswegs intuitiv und ist zudem ein direkter Widerspruch zur New Age Denkungsart, bei der »alles natürlich« sein sollte. Deshalb muss man sie wohl näher erklären.

Canderel ist einer der Markennamen von Aspartame, einer modifizierten Kombination von zwei in der Natur vorkommenden Aminosäuren: Phenylalanin und Asparaginsäure. Aminosäuren sind die Grundbausteine von Proteinen, etwa vergleichbar den Buchstaben, die die Grundbausteine für Wörter sind. Ebenso wie unser Alphabet 26 Buchstaben umfasst, gibt es 20 Aminosäuren, aus denen die menschlichen Eiweiße sich zusammensetzen. Aspartame ist 200mal süßer als Rohrzucker, ein in der Natur vorkommender Zucker. Die Süßkraft von Aspartame wurde im Jahre 1965 zufällig entdeckt, und zwar durch einen Chemiker, der für die pharmazeutische Firma Searle arbeitete.

Aspartame wird durch den Körper verarbeitet wie alle anderen Proteine auch. Beim Abbau entstehen drei Zerfallsprodukte: Asparaginsäure, Phenylalanin und Methanol. Man schätzt, dass der durchschnittliche Konsum von Asparaginsäure bei jungen Erwachsenen etwa 170 Milligramm pro Kilo Körpergewicht beträgt. Wenn eine Person also Zucker vollkommen durch eine entsprechende Dosis Aspartame ersetzt, würde die Aufnahme von Asparaginsäure um ca. 5 Milligramm pro Kilogramm Körpergewicht ansteigen. Dies stellt eine etwa zweiprozentige Steigerung gegenüber dem Konsum eines ansonsten natürlichen Bestandteils unserer Ernährung dar. Es ist kaum einsehbar, warum das für irgendjemanden ein gesundheitliches Problem darstellen soll, ob er nun schwanger ist oder nicht.

Der Asparaginsäurespiegel kann direkt im Blutkreislauf gemessen werden. Studien des menschlichen Stoffwechsels haben ergeben, dass Dosen von 13 mg pro Kilo auch 24 Stunden nach der Nahrungsaufnahme keine signifikante Veränderung im Blutspiegel dieser Aminosäure zur Folge haben. Selbst nach einer übermäßig hohen Einnahme (200 mg/kg) waren die Werte weniger erhöht als nach einer normalen Mahlzeit.

Ein weiteres Zerfallsprodukt von Aspartame ist, wie bereits erwähnt, Phenylalanin. Auch hierbei handelt es sich um eine Aminosäure, die ein wichtiger und natürlich vorkommender Bestandteil unserer Ernährung ist. Die gleichen Daten, die wir im Hinblick auf Asparaginsäure sammeln konnten, sind auch auf Phenylalanin anwendbar – bei normalen Erwachsenen war auch bei sehr hohen Aspartamedosen kein signifikanter Anstieg der Werte im Blut festzustellen. Doch gibt es in diesem Zusammenhang tatsächlich eine Einschränkung im Hinblick auf die Unbedenklichkeit von Aspartame. Für Menschen, die unter einer seltenen genetischen Störung mit Namen Phenylketonurie leiden, ist der Genuss von Aspartame nicht zu empfehlen.

Phenylketonurie tritt bei etwa einer von 15 000 Personen auf. Menschen mit dieser Störung erben ein defektes Gen von jedem Elternteil. Sie sind nicht in der Lage, Phenylalanin vernünftig zu verarbeiten, wodurch es zu einer toxischen Akkumulation im Körper kommt, die bei Kindern sogar zu geistigen Entwicklungshemmungen führen kann, wenn die Störung nicht rechtzeitig erkannt wird. Aus diesem Grund gehört in vielen Ländern eine Analyse des Blutes auf Phenylketonurie zur Neugeborenenuntersuchung. Aspartame führt bei Menschen, die an Phenylketonurie erkrankt sind, nur zu einem geringfügigen Anstieg der Phenylalaninwerte. Trotzdem muss man darauf achten, denn die betreffenden Personen müssen die Menge an Phenylalanin, die sie zu sich nehmen, sorgfältig beobachten.

Während Menschen, die an Phenylketonurie leiden, kein Aspartame benutzen sollten, haben Personen, die nur ein Phenylketonurie-Gen besitzen, kein Problem damit. Selbst Mütter, die ohne es zu wissen einen Fötus mit Phenylketonurie austragen, brauchen nichts zu befürchten. Solange sie nicht selbst unter der Krankheit leiden, kann ihr Körper das Aspartame vernünftig verarbeiten, sodass die Phenylalaninwerte normal bleiben.

Das dritte und letzte Zerfallsprodukt von Aspartame ist Methanol. In hohen Dosen ist es zwar giftig, aber ansonsten ein normales Nebenprodukt der Verdauung.

Die Methanolmenge, die aus einer einzigen Dose Limonade mit künstlichem Süßstoff entsteht, ist in etwa die gleiche wie die von einer Banane, und sie ist sogar geringer als die, die aus der gleichen Menge verschiedener Obstsäfte freigesetzt wird. Selbst eine Dosis von Aspartame, die sechzig Dosen Limonade bei einer einzigen Mahlzeit entspräche, konnte die im Blut befindlichen Methanolwerte nicht nennenswert erhöhen.

Wie man sieht, zerfällt Aspartame in Stoffe, die in der Natur vorkommen und die ohnehin bereits Bestandteil unserer Nahrung sind. Keine noch so hohe Dosis an Aspartame ist in der Lage, die Werte dieser Zerfallsprodukte im Blutkreislauf nennenswert zu erhöhen. Abgesehen davon, dass man vielleicht in einem Güterwagen voller Süßstoff ersticken könnte, ist Aspartame vollkommen unbedenklich – für Kinder, für Erwachsene und für schwangere Frauen.

Was aber ist mit der These, dass Aspartame sogar sicherer als Zucker ist. Wie man der vorausgegangenen Diskussion entnehmen konnte, war keine noch so hohe Dosis (selbst wenn sie in den Augen der Wissenschaftler übertrieben war) in der Lage, die Körperchemie nennenswert zu verändern – noch nicht einmal zum Zeitpunkt der Aufnahme des Süßstoffes. Wird Zucker diesem Standard ebenfalls gerecht?

Zucker, ein »natürlicher« Bestandteil unserer Ernährung hat vier Kalorien pro Gramm – viermal so viel Kalorien wie genauso viel Eiweiß. Als relativ kalorienreiches Nahrungsmittel ist die Aufnahme von Zucker direkt mit dem Körpergewicht verbunden. Die Tatsache, dass Übergewicht eine häufige Ursache für Herzkrankheiten, Krebs und Gelenkerkrankungen ist, ist allgemein bekannt. Ein weiteres Thema ist natürlich die enge Verbindung zwischen Zuckerkonsum und Karies. Dem Genuss von Aspartame-Süßstoffen werden keine derlei schlechten Konsequenzen nachgesagt. Zucker bedroht eindeutig die Gesundheit eines Großteils der Bevölkerung. Die Frage ist, ob auch schwangere Frauen unmittelbar davon bedroht werden?

Schwangere sind nicht immun gegen Karies und Übergewichtsprobleme. Zwar hat man bei beidem eher mit langfristigeren Konsequenzen zu rechnen, aber übermäßige Gewichtszunahme kann bei schwangeren Frauen auch unmittelbare gesundheitliche Probleme hervorrufen. So kann die werdende Mutter beispielsweise an Schwangerschaftsdiabetes erkranken. Sie tritt typischerweise im letzten Schwangerschaftsdrittel auf, und ist eine Folge davon, dass der Körper die Glukosewerte im Blutkreislauf nicht mehr vernünftig regulieren kann. Dadurch steigt auch der allgemeine Blutzuckerspiegel an, und der Fötus neigt dazu, größer zu werden als er oder sie vielleicht sonst geworden wären. Außerdem steigt das Risiko einer Totgeburt. Diese beiden wenig wünschenswerten Folgen können eingedämmt werden, wenn die Schwangerschaftsdiabetes rechtzeitig diagnostiziert und behandelt wird. Trotzdem wird sicherlich jeder versuchen, eine solche Diabetes während der Schwangerschaft zu vermeiden. Übergewicht vor der Schwangerschaft birgt ebenfalls ein höheres Risiko, an Schwangerschaftsdiabetes zu erkranken, in sich. Übermäßiger Zuckerkonsum erhöht also das Körpergewicht und damit das Risiko, an einer Schwangerschaftsdiabetes zu erkranken, was wiederum dem Fötus schadet. Hinzu kommt, dass Übergewicht auch einen Kaiserschnitt notwendig machen kann. Statt sich also Sorgen um die schädlichen Auswirkungen von Aspartame zu machen, sollten werdende Mütter lieber dafür sorgen, die Schwangerschaft bei gutem Gewicht zu beginnen und zu vermeiden, mehr zuzunehmen als ihr Arzt empfiehlt.

Wie Sie sehen, ist künstlicher Süßstoff wie Aspartame im Vergleich zu Zucker – als so genannter »natürlicher« Bestandteil der Ernährung – gesundheitlich unbedenklich. Während von Aspartame nicht bekannt ist, dass es irgendwelche schädlichen Auswirkungen hat, hat übermäßiger Zuckerkonsum Übergewicht zur Folge, das wiederum eine Reihe negativer Konsequenzen mit sich bringt. Diese Gefahren bestehen für alle Menschen, Schwangere setzen sich aber zusätzlich noch der Gefahr einer Schwangerschaftsdiabetes und einer Entbindung durch Kaiserschnitt aus.

Dieses Buch ist u. a. auch deshalb entstanden, weil ich wiederholt erleben musste, wie viele meiner Patientinnen den Ratschlägen ihrer Freundinnen und anderer Personen folgen, die selbst nicht gut genug informiert sind. Obwohl es »vernünftig« erscheint, wenn werdende Mütter Getränke, die mit Aspartame gesüßt sind, durch richtige Limonade oder Fruchtsäfte ersetzen, ist dies vollkommen falsch für eine Frau, die Probleme mit ihrem Gewicht hat. Obwohl die meisten meiner Patientinnen durchaus wissen, wie gefährlich Übergewicht ist, sind viele von ihnen überrascht, wenn sie hören, dass Zucker absolut kein »unbedenkliches« Lebensmittel ist.

Mythos 16

Während der Schwangerschaft sind zusätzliche Vitamine besonders wichtig.

Der normale Durchschnittsverbraucher scheint weltweit bedingungslos an die gesundheitserhaltende Kraft der Vitamine zu glauben. Dieser Glaube ist ebenso fehl am Platz wie schwer zu erschüttern. Es ist zwar durchaus etwas Wahres an der Bedeutung von Vitaminen, aber der Mythos selbst wurde wohl eher durch die Marketingkampagnen der Vitamin- und Gesundheitsindustrie gefördert.

Ein Vitamin wird definiert als »Gruppe organischer Substanzen, die in minimalen Mengen in natürlichen Lebensmitteln enthalten sind. Sie sind unerlässlich für den normalen Stoffwechsel. Eine zu geringe Menge an Vitaminen kann Mangelerscheinungen und Krankheiten hervorrufen.« Die Erkenntnis, dass Vitaminmangel Krankheiten auslösen kann, war ein Durchbruch der medizinischen Wissenschaft. So ist Vitamin D-Mangel für Rachitis verantwortlich, die man häufig erst durch Knochendeformierungen bei Kindern erkennt. Zu wenig Vitamin C wiederum verursacht Skorbut, eine Krankheit, bei der die Zähne ausfallen und Wunden nur sehr langsam abheilen.

Wenn Vitaminmangel Krankheiten auslöst, ist dann ein Übermaß an Vitaminen besonders gesund? Offensichtlich möchten die Firmen, die Vitamine verkaufen, das glaubhaft machen, und auf den ersten Blick erscheint es auch durchaus logisch. Doch bislang hat man noch keinen Beweis dafür gefunden, dass dies tatsächlich der Fall ist. So gibt es beispielsweise keine medizinische Grundlage dafür, dass ein Übermaß an Vitamin C Erkältungen vorbeugt, obwohl diese Überzeugung allgemein verbreitet ist.

Wie steht es mit Vitaminen für schwangere Frauen? Zunächst muss man betonen, dass Vitamine für die normalen Körperfunktionen nur in minimalen Mengen benötigt werden. Jede Nahrungsaufnahme, die während der Schwangerschaft eine Gewichtszunahme zur Folge hat, enthält wahrscheinlich die komplett erforderliche Menge an Vitaminen. Tatsächlich ist es so, wie ein Gynäkologe in einer renommierten Fachzeitschrift schreibt: »Der zusätzliche Vitaminbedarf während der Schwangerschaft wird in fast allen Fällen vollkommen abgedeckt, sofern die Betreffende genug Kalorien und Proteine zu sich nimmt.« Ein anderer Text sagt: »Vitamin- und Mineralstoffpräparate werden während der Schwangerschaft häufig verschrieben und vermitteln oft den falschen Eindruck, dass die Frau nicht auf ihre Ernährung zu achten braucht, solange sie nur ausreichende Mengen davon einnimmt. Eingehende Studien des Institute of Medicine hinsichtlich der Sicherheit und Berechtigung solcher Präparate haben ergeben, dass eine routinemäßige Verschreibung – außer von Eisen – nicht gerechtfertigt ist.«

Vitaminpräparate sind also nicht sinnvoll, sondern sie geben im Gegenteil sogar Anlass zur Sorge. Eine Überdosis von Vitaminen (etwa zehnmal oder noch mehr der empfohlenen Tagesmenge) hat bei Tieren sogar zu Anomalien in der Embroynalentwicklung geführt. Infolge dessen wird ein Missbrauch von Vitaminpräparaten bei schwangeren Frauen von Medizinern mit Sorge beobachtet.

Doch es gibt zwei kleine Ausnahmen, bei denen Vitaminzusätze durchaus sinnvoll für die Schwangere sind: Oft fehlt der mütterlichen Ernährung Eisen, ein Mineralstoff, der in großen Mengen für die Produktion der roten Blutkörperchen des Fötus benötigt wird. Deshalb wird er routinemäßig empfohlen. Doch weisen wir an dieser Stelle darauf hin, dass der Fötus sich auch ohne Eisenpräparate die benötigte Eisenmenge vom mütterlichen Organismus holt. Der Fötus selbst hat also fast nie Mangelerscheinungen – nur der Mutter kann Eisen fehlen. Hierbei handelt es sich normalerweise nicht um ein besonders großes Problem, denn die werdende Mutter wird schlimmstenfalls eine leichte Anämie (zu wenig rote Blutkörperchen) entwickeln. Viele Frauen, die während der Schwangerschaft besonders müde sind, führen dies auf Eisenmangel und Anämie zurück, obwohl ihre Blutwerte und Eisenreservoirs völlig in Ordnung sind. Doch eine Schwangerschaftsanämie verläuft nur sehr selten schwer genug, um Symptome wie Müdigkeit hervorzurufen.

Folsäure ist eine weitere Ausnahme zu der allgemeinen Regel, dass schwangere Frauen nur selten, wenn überhaupt, Vitamintabletten einnehmen müssen. Neuesten Untersuchungen zufolge kann Folsäure, die vor der Empfängnis eingenommen wird, das Risiko reduzieren, dass das Kind mit einem Neuralrohrdefekt zur Welt kommt. (Hierbei handelt es sich um eine krankhafte Verformung des Rückenmarks, die verschiedene Ausprägungen haben kann: Offener Rücken, Wirbelsäulenspaltbildung, Fehlen von Teilen des Gehirns und der Schädeldecke, Nabelschnurbruch, Wasserkopf.) Deshalb empfiehlt das amerikanische Center for Disease Control allen Frauen, die schwanger werden wollen, etwa 400 Mikrogramm (oder 0,4 Milligramm) Folsäure täglich einzunehmen.

Das Fazit dieser Diskussion ist folgendes: Viele Frauen gehen fälschlicherweise davon aus, dass Vitaminpräparate eine mangelhafte Ernährung vollkommen ausgleichen können. Doch in Wirklichkeit trifft sogar das Gegenteil zu. Eine gesunde Ernährung macht Vitaminzusätze unnötig. Diese medizinischen Präparate können weder die Kalorien noch das Protein liefern, die der wachsende Fötus so dringend benötigt.

Mythos 17

Schwangere Frauen dürfen keine Medikamente einnehmen.

Wie bei vielen Mythen, so enthält auch dieser ein Körnchen Wahrheit. Nur von wenigen Medikamenten ist eindeutig bekannt, dass sie die Entwicklung des Fötus im Mutterleib beeinträchtigen. Viele Medikamente, insbesondere auch jene, die für die Gesundheit der Mutter wichtig sind, sind nicht nur für das Baby unbedenklich, sondern sogar notwendig, da sie das Wohlbefinden der Mutter verbessern.

Bei der Frage, ob ein Medikament unbedenklich ist oder nicht, sind verschiedene Faktoren in Betracht zu ziehen. Zunächst einmal geht man allgemein davon aus, dass das werdende Leben im ersten Schwangerschaftsdrittel ganz besonders empfindlich auf Umwelteinflüsse reagiert, da dies die Zeit ist, in der sich die Organe bilden.

Diese Grundregel hat nur eine Ausnahme: In der ersten Woche nach der Empfängnis scheint der Fötus relativ geschützt zu sein. Glücklicherweise, denn dies ist die Zeit, bevor die Frau das Ausbleiben ihrer Periode bemerkt – mit anderen Worten: Bevor sie erkennt, dass sie vielleicht schwanger ist. Außerdem geht man davon aus, dass zu diesem Zeitpunkt nur sehr wenige neue Zellen im Entstehen begriffen sind. Jeder Schaden, der einer von ihnen zugefügt wird, könnte einen kritischen Verlauf zur Folge haben, so dass eher in einem sehr frühen Stadium eine Fehlgeburt erfolgen würde, statt später die Geburt eines kranken Kindes.

Missbildungen beim Fötus sind nicht die einzige Sorge, die schwangere Frauen bei der Medikamenteneinnahme bewegt. Manche Medikamente können den Stoffwechsel beim Neugeborenen stören und werden in den letzten Schwangerschaftswochen in der Regel nicht eingesetzt. So kann der Einsatz von Sulfonamiden bei Neugeborenen zur Gelbsucht führen, wenn sie unmittelbar vor der Geburt verabreicht werden.

Bei meinen Gesprächen mit anderen Gynäkologen sowie anderen Spezialisten habe ich herausgefunden, dass ihr Interesse an und ihr Wissen zum Thema umweltbedingter Missbildungen sehr unterschiedlich ist. Vielleicht ist dies die Ursache für die übermäßige Vorsicht, die bei der Behandlung schwangerer Patientinnen an den Tag gelegt wird. In den Vereinigten Staaten widmet man Missbildungen bei Neugeborenen einen eigenen Wissenschaftszweig, und Fragen, auf die es für die praktizierenden Ärzte noch vor Jahren keine Antwort gab, sind heute geklärt. Dort bekommen Gynäkologen Zugang zu Computerdatenbanken, die ständig auf den neuesten Stand gebracht werden und die Informationen darüber erhalten, welche Substanzen Missbildungen nach sich ziehen können. Wenn das fragliche Medikament also wichtig zur Erhaltung der mütterlichen Gesundheit ist, sollte die Schwangere mit ihrem Arzt darüber reden.

Vor dem Hintergrund dieser Überlegungen bleibt noch zu sagen, dass von den vielen tausend Medikamenten, die auf dem Markt verfügbar sind, nur etwa dreißig bekanntermaßen Missbildungen zur Folge haben. Natürlich zitieren wir diese Tatsache an dieser Stelle nicht, um schwangere Frauen zu ermutigen, einfach Medikamente einzunehmen, ohne an das ungeborene Leben zu denken. Vielmehr soll diese Diskussion ein gewisses Gleichgewicht schaffen. Bedauerlicherweise haben viele Mütter Angst, Medikamente einzunehmen, die eigentlich notwendig für sie wären, was wiederum auch dem Fötus gut bekommen würde oder ihn zumindest nicht gefährden würde. Schilddrüsenhormone und die meisten Asthmapräparate kommen mir als Erstes in den Sinn. Sie sind Beispiele für Medikamente, die notwendig zur Erhaltung der mütterlichen Gesundheit sind und unbedingt in der Schwangerschaft weiter eingenommen werden sollten.

Mythos 18

Es ist kein Problem, wenn eine schwangere Frau gelegentlich ein Glas Alkohol trinkt.

Von allen Substanzen, die sich normalerweise in unserer Ernährung finden, gibt es eine, von der wir mit Sicherheit wissen, dass sie Missbildungen oder Schädigungen beim Fötus hervorruft – Alkohol. Alkoholkonsum ist eindeutig einer der wichtigsten Umweltfaktoren, die die geistige Entwicklung des ungeborenen Kindes hemmen.

Das embryofetale Alkoholsyndrom wurde zum ersten Mal im Jahre 1973 als solches identifiziert. Charakteristisch sind geistige und körperliche Schädigungen sowie Verhaltensstörungen. Fast vierzig Prozent aller Babys von Alkoholikerinnen weisen diese Art von Störung auf. Andere Probleme wie Herzfehler und Gehirnanomalien treten ebenfalls häufig auf. Der Alkoholkonsum, der für das Auftreten des embryofetalen Alkoholsyndroms vonnöten ist, beträgt schätzungsweise sechs Gläser am Tag. Und zwar Bier, Wein, oder ein Mixgetränk.

Ein geringerer Alkoholkonsum hat weniger tief greifende Anomalien zur Folge. Diese Kinder leiden unter leichten Konzentrationsstörungen, Verhaltensauffälligkeiten und kaum merklichen motorischen Störungen. Derlei Probleme können schon von zwei bis vier Gläsern Alkohol täglich verursacht werden.

»Quartalssäuferinnen«, die insgesamt weniger Alkohol konsumieren, dafür aber zu einem bestimmten Zeitpunkt umso mehr, stehen ebenfalls im Verdacht, dem Fötus schwere Schäden zuzufügen. Bei Affen hatte eine einzige Dosis von acht Gläsern Alkohol während der Schwangerschaft eine erhöhte Fehlgeburtenrate, Gesichtsabnormitäten und Verhaltensstörungen beim Nachwuchs zur Folge.

Angesichts dieser Daten stellt sich die Frage, wie viel Alkohol für das Kind unbedenklich ist. Die Antwort lautet: GAR KEINER! In der Praxis erwarten Gynäkologen kein behindertes Baby, wenn eine Mutter ein paar Gläser Alkohol getrunken hat, bevor sie überhaupt wusste, dass sie schwanger ist. Aber Alkohol, ob er nun Bestandteil unserer Ernährung oder unserer Medizin ist, ist eines der wenigen Umweltgifte, das dem Fötus erwiesenermaßen Verletzungen zufügt. Es gibt keine sichere Minimumdosis, die erlaubt ist. Lassen Sie es mich so deutlich wie möglich formulieren: »Kein Alkohol« bedeutet kein Sekt an Silvester, kein Wein bei geselligen Abenden und keine Medikamente auf Alkoholbasis.

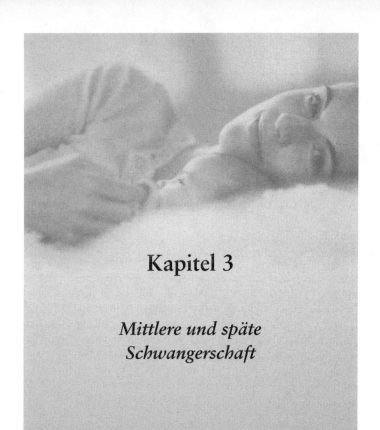

Kapitel 3

Mittlere und späte Schwangerschaft

PRÄNATALE DIAGNOSTIK

Mythos
19

Der Alpha-Fetoprotein-Test sollte nicht durchgeführt werden, weil er eine hohe Falsch-Positiv-Rate aufweist.

Dieses Thema ist so komplex, dass Patienten nach einem persönlichen Gespräch mit ihrem Arzt wahrscheinlich den Rat des Fachmanns befolgen werden, ohne genau zu verstehen, worum es geht. Und auch bei diesem ist es wie bei vielen anderen Mythen: Er enthält ein Körnchen Wahrheit. Diese beiden Faktoren machen es umso schwerer, den Mythos als solchen zu entlarven.

Die Abkürzung »AFP« steht für Alpha-Fetoprotein. Hierbei handelt es sich um ein Protein, das vom Gewebe des Embryos produziert wird. Das Molekül geht in den mütterlichen Blutkreislauf über und kann durch eine normale Blutprobe bei der Mutter nachgewiesen werden. Unglücklicherweise entspricht die Menge des Proteins im Blutkreislauf nicht immer dem spezifischen Wert im Fruchtwasser. Föten mit Missbildungen, bei denen Nervengewebe offen liegt, verursachen normalerweise erhöhte AFP-Werte sowohl im Fruchtwasser als auch im mütterlichen Blutkreislauf. Diese Art der Erkrankung bezeichnet man mit dem Oberbegriff Neuralrohrdefekt. Der häufigste Typ hierbei ist der so genannte offene Rücken (spina bifida). Diese Babys sind normalerweise unterhalb der Taille gelähmt und inkontinent.

Seit der Einführung des AFP-Tests ist deutlich geworden, dass ungewöhnlich niedrige AFP-Werte häufig mit dem Downsyndrom einhergehen. Beim Downsyndrom hat der Fötus drei Chromosomen mit der Nummer 21 statt der üblichen zwei. Häufig kommt das Baby tot zur Welt oder ist schwer behindert. Im Gegensatz zu Neuralrohrdefekten steigt das Risiko dieser Chromosomenanomalien proportional zum mütterlichen Alter an.

Kehren wir also zu den Fragen zurück, die der oben genannte Mythos aufwirft: Was ist eine hohe Falsch-Positiv-Rate? Und noch genauer, was bedeutet es, wenn ich in diesem Zusammenhang von einer »hohen Rate« spreche? Medizinische Tests werden im Allgemeinen anhand von zwei Kriterien bemessen, nämlich nach Sensitivität und Spezifität. Ein sensitiver Test ist in der Lage, herauszufinden, ob überhaupt eine Krankheit vorliegt. Der Terminus Spezifität bedeutet, dass das Testergebnis nur dann von der Norm abweicht, wenn auch tatsächlich eine Krankheit vorliegt. In der Regel können Testergebnisse mit der folgenden Methode klassifiziert werden.

Positive Testergebnisse

	Abnormes (positives) Ergebnis	Normales (negatives) Ergebnis
Patient ist tatsächlich krank	*wahr positiv*	*falsch negativ*
Patient ist nicht erkrankt	*falsch positiv*	*wahr negativ*

Selbstverständlich bevorzugen sowohl Ärzte als auch Patienten Tests, die immer wahr positiv und wahr negativ ausfallen. Welchen Nutzen hat ein Test, wenn er eine

Krankheit nicht erkennt oder bei einer gesunden Person eine Krankheit diagnostiziert? Unglücklicherweise leben wir nicht in Utopia, und die meisten medizinischen Tests sind weder hundertprozentig sensitiv noch hundertprozentig spezifisch.

Wie oft ist es schon vorgekommen, dass ein Sturm der Entrüstung die Medien aufwühlte, weil Krebsabstriche häufig »ungenau« sind. Die Journalisten waren nicht in der Lage, zwischen zwei grundlegenden Dingen zu unterscheiden: den normalen (und hinlänglich bekannten) Unzulänglichkeiten der Tests sowie ihrer Ungenauigkeit einerseits und dem menschlichen Versagen in den Labors andererseits. So gehört es beispielsweise zum medizinischen Allgemeinwissen, dass selbst in den besten Labors Fehler gemacht werden können: Es kann immer mal passieren, dass übersehen wird, wenn ein Abstrich auf eine Krebserkrankung hinweist. (Der Test ist nicht hundertprozentig sensitiv.) Umgekehrt kann der Test gelegentlich auch eine Abnormalität bei einer Frau anzeigen, deren Gebärmutterhals keinerlei Krebserkrankung aufweist. (Der Test ist nicht hundertprozentig spezifisch.) Und ist dieser alles andere als vollkommene Test jetzt von Wert? Natürlich! Seit seiner Einführung vor vielen Jahrzehnten ist die Anzahl der Todesfälle aufgrund von Gebärmutterkrebs um ein Vielfaches gesunken. Und sie würde sogar noch mehr sinken, wenn alle Frauen die Vorsorgeuntersuchung gewissenhaft einmal jährlich durchführen würden. Doch angesichts der Fehlerquote des Tests hatten die Medien wieder eine Story, die sie ausschlachten konnten: Ja, es gibt ein paar korrupte oder nachlässige Labors, in denen häufiger Fehler gemacht werden. Doch die eigentliche Problematik wurde von den Medien durcheinander gebracht, sodass viele Menschen mittlerweile davon überzeugt sind, dass fehlerhafte Arbeit in den Untersuchungslabors gang und gäbe ist und dass demzufolge auch ein Krebsabstrich wenig Zweck hat. Das Gleiche gilt für den AFP-Test. Die Tatsache, dass der Test nicht vollkommen ist, bedeutet noch lange nicht, das er auch wertlos ist.

Um die Genauigkeit des AFP-Tests zu verbessern, werden gleichzeitig zwei weitere Moleküle überprüft: Human Choriongonadotropin und Östriol. Die Ermittlung dieser beiden Werte (durch den Urin der Schwangeren) scheint die Genauigkeit des AFP-Tests zu verbessern, obwohl hinsichtlich der Testmethode noch keine Einigkeit besteht. Die unten aufgeführten Zahlen beziehen sich demzufolge auf den einfachen AFP-Test, obwohl das allgemeine Prinzip auch für die neueren Kombinationstests gültig ist.

In den USA werden etwa ein oder zwei von 1000 Babys mit einer Form des Neuralrohrdefekts geboren. Die Geburtsrate für Babys, die mit Downsyndrom zur Welt kommen, variiert, weil sie vom Alter der Mutter abhängt, aber für eine 25-jährige Frau liegt das Risiko bei etwa ein oder zwei von 1000; für eine 35-jährige Frau liegt es bei drei bis vier von 1000. Von tausend Frauen, die sich dem Test unterziehen, bekommen also ein bis zwei ein Kind mit einem Neuralrohrdefekt, und etwa die gleiche Anzahl Frauen bekommt ein Baby, das am Downsyndrom erkrankt ist.

Was geschieht mit dem AFP-Test? Von tausend Frauen haben etwa 25 bis 50 hohe und 40 bis 50 besonders niedrige AFP-Werte. Mit anderen Worten: zehn Prozent der Bevölkerung haben also ein anormales Testergebnis. Bei diesen 50 Frauen mit hohen Werten wird der Test wiederholt. 30 bis 40 Frauen dieser Gruppe haben auch jetzt wieder ein anormales Ergebnis. Bei diesen Frauen wird anschließend eine Ultraschalluntersuchung vorgenommen, und in fast der Hälfte der Fälle klärt sich das von der Norm abweichende Testergebnis von selbst auf (d. h. falsches Alter des Embryo, Zwillinge etc.). Damit bleiben laut medizinischer Literatur 17 bis 18 Frauen von tausend, bei denen ein nicht zu erklärendes hohes Ergebnis vorliegt.

Diesen Frauen wird eine Fruchtwasseruntersuchung empfohlen. Nur ein bis zwei dieser Frauen tragen Föten in sich, die an einem Neuralrohrdefekt erkrankt sind.

Bei zu niedrigen Testwerten ist die Evaluation etwas anders. An dieser Stelle soll es genügen zu sagen, dass das niedrige Ergebnis bei ca. 27 Frauen unerklärt bleibt. Von dieser Gruppe erfährt nach der Amniozentese durchschnittlich nur eine Frau, dass ihr Kind das Downsyndrom hat.

Ist das eine »hohe Falsch-Positiv-Rate«? Ich weiß es nicht. Anders formuliert: Von 1000 Frauen, die sich dem herkömmlichen AFP-Test unterziehen, wird eine Amniozentese für etwa 45 Frauen empfohlen. Von dieser Gruppe werden nur durchschnittlich 3 Föten behindert sein. Zweiundvierzig Frauen werden also trotz der Tatsache, dass ihr Kind die ganze Zeit über vollkommen gesund war, eine Amniozentese vornehmen lassen.

Vielleicht sollten wir die ganze Geschichte noch durch ein paar Detailinformationen ins rechte Licht rücken: Das Downsyndrom und der Neuralrohrdefekt sind schreckliche Krankheiten. Die Lebensspanne der betroffenen Kinder ist erheblich verkürzt, und ihre Lebensqualität stark eingeschränkt. Die Eltern stehen unter enormer Belastung. Aus diesem Grund wird sehr viel Aufwand betrieben, um diese Schwangerschaften auch als solche zu erkennen. Normalerweise wird der Mutter eine Fruchtwasseruntersuchung erst ab dem 35. Lebensjahr empfohlen. Diese gängige Praxis hat ihren Ursprung in der Tatsache, dass die durchschnittliche Rate von Chromosomenfehlern ab dem 35. Lebensjahr etwa 1 zu 170 beträgt. Bei der Amniozentese beträgt die Gefahr einer Fehlgeburt eins zu 200. Somit ist das 35. Lebensjahr das Erste, in dem die Chance, ein Problem zu *finden*, größer ist als die, eines *auszulösen*. Es ist also internationale Praxis, Frauen, die am Tag der Geburt 35 oder älter sind, eine Amniozentese zu empfehlen.

Meiner Erfahrung nach sind die meisten Patientinnen bereit, diesem Rat zu folgen.

Mit dieser Perspektive scheint der AFP-Test gar keine so üble Geschichte zu sein – 45 Fruchtwasseruntersuchungen, um 3 Babys mit einer Erkrankung zu finden. Zum Vergleich: Bei 170 Müttern, die zurzeit der Entbindung 35 sind, müssen 169 eine Amniozentese vornehmen lassen, obwohl die Chromosomenanzahl ihrer Babys in Ordnung ist, während nur eine Einzige ein Problem haben wird. Wir haben gesehen, dass der AFP-Test (wie die meisten medizinischen Tests auch) in Puncto Genauigkeit an seine Grenzen stößt. Die Gefahr besteht darin, dass Mütter in Angst und Schrecken versetzt werden, obwohl sich schließlich herausstellt, dass ihre Schwangerschaft völlig normal verläuft. Aber abnorme Testergebnisse können im Allgemeinen durch die Amniozentese als wahr oder falsch qualifiziert werden. Die fraglichen Fehlbildungen sind für die meisten Betroffenen sehr ernst, sodass eine Suche danach die Anstrengung wert ist.

Auf persönlicher Ebene kenne ich keinen Gynäkologen, der es nicht hasst, Patientinnen über ihre abweichenden AFP-Werte zu informieren. Wir wissen zwar, dass die meisten dieser Schwangerschaften normal verlaufen. Aber die Frauen brechen typischerweise schon nach den ersten beiden Sätzen in Tränen aus: »Ich rufe Sie wegen Ihres AFP-Tests an. Wir haben ein kleines Problem.« Ein sehr geringer Prozentsatz von Patientinnen entscheidet sich nach einer solchen Nachricht sogar dazu, »den Boten umzubringen« und wechselt die Praxis. Deshalb ist es nur verständlich, dass viele Ärzte den Test kritisieren und ihre Patientinnen ermuntern, darauf zu verzichten. So sehr meine Kollegen und ich es auch verabscheuen, derlei Anrufe zu tätigen, mir erscheint der Test trotzdem der Mühe wert zu sein – trotz der Sorge, die er hervorrufen kann.

Mythos
20

Mütter, die gegen einen Schwangerschaftsabbruch aufgrund eines genetischen Defekts beim Fötus sind, sollten sich trotzdem untersuchen lassen, weil sie auf das Problem dann besser vorbereitet sind.

Dieses Argument finde ich besonders schlimm, denn es führt meines Erachtens in die falsche Richtung. Die Gewissheit, dass der Fötus ein ernstes gesundheitliches Problem hat, welches niemand ändern kann, *verschlimmert* meiner Ansicht nach das elterliche Leiden sogar noch. Ich vergleiche es mit der Situation, das eigene Todesdatum im Voraus zu kennen. In der Regel kann man wenig (d. h. eigentlich gar nichts) für den Fötus tun, solange er sich noch im Mutterleib befindet. Auch die genaue Natur des Problems ist häufig vor der Geburt nur schwer feststellbar. Für Eltern, die eine Schwangerschaft ohnehin unter keinen Umständen beenden würden, ist ein genetischer Test demzufolge nicht anzuraten.

Doch lassen Sie mich noch einmal betonen, dass dies meine persönliche Meinung und nicht unbedingt eine »Tatsache« ist. Ich weiß, dass viele andere Ärzte anderer Ansicht sind. Doch ihre gegenteilige Auffassung leitet sich von der Beobachtung ab, die wir alle gemacht haben, dass selbst die heftigsten Abtreibungsgegner häufig ihre Ansicht ändern, wenn sie mit einem schwer behinderten Fötus konfrontiert werden. Trotzdem finde ich, dass die Weltanschauung der Patientin respektiert werden sollte. In der Realität kann man vor der Geburt sowieso nichts unternehmen, wenn eine schwere Fehlbildung vorliegt. Ich nehme an, dass viele Ärzte nur deshalb in jedem Fall für genetische Tests plädieren, weil sie damit rechnen, dass sich die Haltung der Patientin ändern wird, wenn sie vor einer solch schwierigen Entscheidung steht.

Nebenbei sei jedoch bemerkt, dass es den meisten Ärzten, die mit mir zusammenarbeiten, wichtig ist, die religiösen und philosophischen Überzeugungen ihrer Patientinnen zu respektieren. Doch wenn wir ihnen genetische Tests wie den AFP-Test zu erklären versuchen, eröffnet das jede Menge Raum für Missverständnisse. Als wir zum ersten Male erklärten, dass die Frauen, die gegen einen Schwangerschaftsabbruch sind, sich keinem Test unterziehen sollten, gab es durchaus die eine oder andere Frau, die glaubte, dass wir ihr eine Abtreibung für einen solchen Fall empfehlen wollten. In Folge dessen beschränken wir uns heute darauf, einfach nur zu betonen, dass der Test freiwillig ist. Wenn wir aber wissen, dass eine Frau wirklich niemals abtreiben würde (wie das bei zahlreichen Theologiestudentinnen der Fall ist, die wir als Patientinnen haben), raten wir ihr von einem solchen Test ab.

Mythos
21

Findet der Arzt bei den Vorsorgeuntersuchungen Zucker im Urin, muss man davon ausgehen, dass die Mutter an Diabetes erkrankt ist.

Bei der Diabetikerkrankheit ist es dem Körper nicht möglich, den Blutzuckerwert zu regulieren. Das Hormon Insulin ist ein Eiweiß, das von der Bauchspeicheldrüse produziert wird. Es ist in der Hauptsache dafür verantwortlich, die Glukose aus dem Blutkreislauf in die Körperzellen zu bringen. Wenn der Glukosewert zu hoch ist, dann kann das eine nachhaltige Schädigung der Organe nach sich ziehen. Bei sehr hohen Werten können die Patienten auch kurzfristig sehr krank werden. Während der Schwangerschaft produziert die Plazenta ebenfalls ein Hormon, das Plazentalaktogen, das die Wirkung von Insulin teilweise hemmt. Die Folge ist, dass Frauen, die ohne die Schwangerschaft durchaus in der Lage waren, genug Insulin zu produzieren, zum Ende der Schwangerschaft gelegentlich einen relativen Insulinmangel entwickeln, weil zu diesem Zeitpunkt in großen Mengen Plazentalaktogen ausgeschüttet wird. Diese Gestationsdiabetes kann leichte Schwangerschaftskomplikationen nach sich ziehen.

Etwa ein bis zwei Prozent aller Schwangeren entwickeln im letzten Schwangerschaftsdrittel eine solche Gestationsdiabetes. Bei der Vorsorgeuntersuchung, die zur Ermittlung dieses Problems normalerweise durchgeführt wird, wird den Patientinnen zunächst 50g Glukose verabreicht. Nach einer Stunde dann nimmt man ihnen Blut ab. Glukosewerte über 140mg pro Deziliter werden als abnorm betrachtet. Tritt ein solcher Fall auf, schließt sich ein dreistündiger Glukose-Toleranztest an. Bei diesem Test wird zunächst der Nüchternblutzuckerwert ermittelt, dann wird der gleiche Wert noch einmal erst eine, dann zwei und dann drei Stunden nach einem 100g Glukosedrink überprüft. Wenn zwei dieser insgesamt vier Werte beim zweiten Test nicht der Norm entsprechen, leidet die Patientin unter Gestationsdiabetes. In den meisten Fällen wird die Schwangere zunächst mit Diät behandelt.

Genau wie beim Alpha-Fetoproteintest stellt sich hier die Frage nach Sensitivität und Spezifität des einstündigen Glukosetests. Während diese Vorsorgeuntersuchung zwar die meisten Frauen ermittelt, die tatsächlich unter Diabetes leiden, ist die Mehrheit der Frauen, die ein abnormes Ergebnis aufweist, nicht krank. Wie bereits erwähnt, erkranken ein bis zwei von hundert Frauen tatsächlich an Gestationsdiabetes. Etwa 15 von 100 weisen beim Einstundentest von der Norm abweichende Werte auf. Mit anderen Worten, von den 15 Frauen mit abnormen Ergebnissen werden nur eine oder zwei auch beim Dreistundentest krankhafte Werte aufweisen. Das entspricht einer Chance von 87 % (13/15), dass die, die beim Einstundentest durchfallen, den Dreistundentest bestehen.

Warum haben so viele gesunde Frauen ein hohes Ergebnis beim Einstundentest? Dafür gibt es zwei Gründe. Zum einen gibt es beträchtliche Überschneidungen bei den Glukosewerten zwischen Patienten mit und ohne Gestationsdiabetes. Der Grenzwert muss also niedrig genug angesetzt werden, damit diese wenigen Menschen, die tatsächlich unter Diabetes leiden, auch herausgefunden werden können. Zum zweiten verändern sich die Blutzuckerwerte sogar bei normalen Patientinnen, weshalb sie zum Zeitpunkt des Tests zufällig recht hoch gelegen haben können. Wenn der einstündige Test aber so unpräzise ist, warum sich dann überhaupt damit abgeben? Es ist zwar zutreffend, dass die meisten Frauen mit einem erhöhten Glukosewert in der Regel nicht an Diabetes erkrankt sind, doch weisen 85 Prozent der untersuchten Schwangeren ein durchaus normales Testergebnis auf. Dieser Mehrheit wird die Unannehmlichkeit eines dreistündigen Tests erspart. Irgendeine Empfehlung für eine der beiden Möglichkeiten mussten die Mediziner schließlich aussprechen, um die wenigen Frauen, die eine Gestationsdiabetes entwickeln, zu ermitteln. Also stand zur Wahl, entweder jede Frau einem einstündigen Test zu unterziehen und ein paar falsche Positiv-Ergebnisse in Kauf zu nehmen oder jeder Schwangeren einen dreistündigen Test zu verordnen und falsche Positiv-Ergebnisse von vornherein auszuschließen. Bei der hier beschriebenen Vorgehensweise unterziehen sich 85 Frauen von hundert einem einfachen einstündigen Test, während die verbleibenden 15 sich zweimal untersuchen lassen müssen. Trotzdem bleibt die Kontroverse unter den Spezialisten bestehen, ob jeder untersucht werden sollte, oder ob der Test auf Patientinnen mit entsprechenden Risikofaktoren beschränkt werden sollte.

Aktivität

Mythos 22

Schwangere Frauen sollten unter keinen Umständen auf dem Rücken schlafen.

Dieses Thema hat mich ganz besonders geärgert, denn es wird in gynäkologischen Fachtexten kaum behandelt. Trotzdem scheinen die meisten Menschen es für bare Münze zu nehmen. Nachdem ich die medizinische Literatur dazu durchgesehen habe, bin ich zu dem Schluss gekommen, dass dieser Rat entweder falsch oder unnötig ist.

Die »orthostatische Dysregulation«, eine Kreislaufschwäche beim Aufstehen, ist den Beschäftigten auf den Entbindungsstationen gut bekannt. Zum Ende der Schwangerschaft leiden viele Frauen unter niedrigem Blutdruck und den damit einhergehenden Symptomen wie Schwindel und Benommenheit. Wenn sie während einer Anästhesie auf dem Rücken liegen, kann der Blutdruck gelegentlich so niedrig werden, dass es zu einer lebensbedrohlichen Situation für Mutter und Kind kommt. Die Frage ist, ob diese Erkenntnis für Schwangere, die sich keiner Operation und in Folge dessen auch keiner Anästhesie unterziehen müssen, von Bedeutung ist? Wahrscheinlich nicht besonders.

In einer Besprechung von über 100 Studien und Berichten der medizinischen Literatur zu diesem Thema, machten die Autoren ein paar Beobachtungen, die insgesamt recht aufschlussreich sein könnten. Zuerst einmal entwickelten sämtliche Frauen, die dazu neigen, in Rückenlage das Bewusstsein zu verlieren, Symptome, die dazu führen, dass sie sich in dieser Lage unwohl fühlen. Deshalb vermieden sie diese Lage so effektiv, dass sie sich sogar im Schlaf in eine andere Position brachten.

Zum zweiten hat das Syndrom selbst bislang in keinem Fall zu einer Erkrankung der Mutter oder zum Tod geführt. Das bedeutet, dass in der medizinischen Literatur bis heute noch kein einziger Fall bekannt ist, bei dem die Mutter oder der Fötus durch die genannte Schlafposition Schaden genommen hätten. Und schließlich scheint die Rückenlage sowieso nicht die beliebteste Schlafposition bei schwangeren Frauen zu sein, ob sie nun irgendwelche Symptome haben oder nicht. In einem weiteren Aufsatz ist die Rede davon, dass nur eine von 51 Frauen im letzten Schwangerschaftsdrittel noch auf dem Rücken schläft.

Zusammenfassend kann man sagen, dass der sinnvollste Rat kaum ausgesprochen werden muss, weil er das Offensichtliche umschreibt: »Schlafen Sie so, wie es für Sie am bequemsten ist.« Für jene Schwangeren, die sich am wohlsten dabei fühlen, auf dem Rücken zu schlafen, bedeutet die Tatsache, dass es ihnen gut dabei geht, dass sie dadurch weder ihre eigene noch die Gesundheit ihres Babys gefährden.

Mythos 23

Schwangere Frauen sollten keinen Sport treiben.

Dieser Mythos wirft eine ganze Reihe von Folgeproblemen auf. Natürlich können die körperlichen Veränderungen, die mit einer fortschreitenden Schwangerschaft einhergehen, die Fähigkeit einer Frau, intensiv Sport zu treiben, durchaus reduzieren. Der Sauerstoffverbrauch steigt um 10–20 Prozent, was eine erhöhte Atemfrequenz und einen schnelleren Ruhepuls zur Folge hat. Hinzu kommt, dass eine beträchtliche Blutmenge zur Gebärmutter (und dem sich darin entwickelnden Fötus) hingeleitet wird. Deshalb steht für Aerobic-Übungen erheblich weniger Sauerstoff zur Verfügung, und die meisten schwangeren Frauen ermüden schneller als sie es vielleicht sonst täten, insbesondere im dritten Schwangerschaftsabschnitt. Ein weiteres Thema, das wir in diesem Zusammenhang ansprechen müssen, ist die Fähigkeit der Schwangeren, die durch den Sport gebildete Körperhitze nach außen umzuleiten, sodass die Besorgnis, dass der Fötus bei einem ausgedehnten Sportprogramm zu lange zu hohen Temperaturen ausgesetzt sei, unbegründet ist. Glücklicherweise steigt die innere Körpertemperatur bei Schwangeren nämlich schneller an als bei Nichtschwangeren, und so konnte diese theoretische Sorge in der Praxis verworfen werden.

Vor diesem Hintergrund stellt sich die Frage, welche Sportarten eine schwangere Frau ausüben kann. Im Großen und Ganzen gibt es keine besonderen Einschränkungen. Natürlich sollte sie immer gesunden Menschenverstand walten lassen. Schwangere Frauen sollten niemals so extrem trainieren, dass sie Schmerzen, Erschöpfung oder andere Symptome besonderer Müdigkeit wie Schwindel verspüren. (Aber diese Regeln gelten eigentlich für jeden, ob die Person nun schwanger ist oder nicht.) Eine einzige Beschränkung für Schwangere scheint jedoch einigermaßen begründet zu sein: Im letzten Schwangerschaftsdrittel sollten sportliche Aktivitäten vermieden werden, die in Rückenlage ausgeübt werden. (Diese Beschränkung gilt nicht für die Rückenlage als Schlafposition.) Auf dem Rücken kommt der Fötus auf den größeren Blutgefäßen zu liegen, wodurch der Körper nicht mehr in der Lage ist, sich optimal auf die erhöhte Pulsfrequenz und den erhöhten Sauerstoffverbrauch einzustellen.

Außerdem ist während der letzten drei Monate auch bei Aktivitäten, bei denen man aufrecht stehen bleibt, die aber einen gewissen Gleichgewichtssinn oder plötzliche Richtungsänderungen implizieren, Vorsicht geboten. Durch ein größeres Gewicht und einen höheren Schwerpunkt und möglicherweise auch eine – durch Schwangerschaftshormone bedingte – Lockerung der Gelenke fallen schnelle Bewegungen in der Regel schwerer als sonst. Dieser Umstand kann Stürze und Verletzungen nach sich ziehen. Infolgedessen sollten Sportarten wie Joggen und Tennis nur mit Vorsicht betrieben werden.

Mythos
24

Stretching kann beim Kind zum Erstickungstod führen, da die Nabelschnur geknickt (oder überdehnt) wird.

Obwohl dies ein weit verbreiteter Irrtum ist, habe ich in der medizinischen Literatur keine weiteren Ausführungen darüber gefunden (wahrscheinlich weil ein Experte niemals auf die Idee kommen würde, derlei Befürchtungen allzu ernst zu nehmen). Aus einem gewissen Blickwinkel heraus scheint der Gedanke durchaus logisch zu sein, obwohl er aus einer Vielzahl von Gründen falsch ist.

Die Nabelschnur ist nämlich von einem beträchtlichen Fettpolster umgeben, das die beiden Arterien und die Vene im Innern schützt. Außerdem besitzt sie keineswegs die schlaffe Konsistenz gekochter Spaghetti, sondern ist hart wie Draht. So leicht lässt sie sich also auch nicht knicken oder zusammenstauchen. Zudem ist sie meist außerordentlich lang, sodass der Fötus sich ungehindert bewegen kann, ohne dass sie jemals unter Spannung gerät. Außerdem schweben sowohl Fötus als auch Nabelschnur im Fruchtwasser, wodurch sie hervorragend geschützt sind – sowohl vor mütterlicher Bewegung als auch vor äußerem Druck. Und schließlich und endlich bewegt sich der Fötus die ganze Zeit, wodurch die Möglichkeit, die Nabelschnur zu überdehnen oder zu stauchen noch zusätzlich reduziert wird. Angesichts der guten Polsterung, die die Nabelschnur umgibt, ihrer Spannkraft und der Tatsache, dass sie im Fruchtwasser schwebt, sind Knicke oder Beschädigungen durch mütterliche Bewegungen – auch durch Dehnübungen oder Stretching – weitgehend unmöglich.

Mythos 25

Das Heben schwerer Dinge kann dem Baby schaden.

Etwas zu heben ist eigentlich kein Problem für den Fötus, denn es ist nur das mütterliche Skelett, das dabei beansprucht wird. Natürlich sollte man sich grundsätzlich vom gesunden Menschenverstand leiten lassen. Schwangere Frauen sollten nicht schwerer heben als sie es vor der Schwangerschaft getan haben, denn das würde – unabhängig vom Zustand – Verletzungen Vorschub leisten. Schwangere Frauen sind insbesondere im letzten Schwangerschaftsdrittel sehr anfällig für Verletzungen, einfach weil sie mehr wiegen, weil ihr Schwerpunkt höher liegt und weil die Schwangerschaftshormone zu einer Lockerung der Hüftgelenke führen. Somit besteht bei unvorsichtigen Aktionen also kein Risiko für den Fötus – durchaus aber eine gewisse Verletzungsgefahr für die Mutter. Als Fußnote sei erwähnt, dass schwere körperliche Arbeit im Job ein erhöhtes Frühgeburtenrisiko nach sich ziehen kann.

Mythos
26

Schwangere Frauen sollten nicht reiten.

In der medizinischen Literatur findet man keinerlei Hinweise für oder gegen die Ausübung des Reitsports während der Schwangerschaft. Der Sicherheit halber wollen wir an dieser Stelle die beiden offensichtlichen Bedenken ansprechen, die im Hinblick auf diese Sportart geäußert werden. Zunächst einmal deutet nichts darauf hin, dass das Auf und Ab im Sattel für den Fötus eine besondere Bedrohung darstellt. Wie bereits an anderer Stelle erwähnt, lassen sich Schwangerschaften nur sehr schwer »abschütteln«. Die zweite Überlegung hingegen ist sicherlich ernster zu nehmen: Was ist, wenn die Schwangere vom Pferd fällt? Da das Pferd durchaus eine beträchtliche Höhe hat und sich normalerweise bewegt, wenn der Reiter fällt (oder abgeworfen wird), kann man sich leicht vorstellen, dass eine schwere Verletzung die Folge ist. Zwar sind gebrochene Knochen am wahrscheinlichsten, aber es ist auch möglich, dass die weichen Organe im Inneren des Uterus zu Schaden kommen. Das Fazit, möglichst nicht vom Pferd zu fallen sollte jedoch offensichtlich nicht nur von schwangeren Frauen, sondern von sämtlichen Reitern, ob männlich oder weiblich, beherzigt werden. Ob schwanger oder nicht – Reiter sollten sich der Gefahren eines Sturzes bewusst sein. Wenn eine Schwangere also eine erfahrene Reiterin ist, scheint es mir die vernünftigste Entscheidung zu sein, ihr die Ausübung ihres Sports zu erlauben. Sie hat einfach nur einen Grund mehr, vorsichtig zu sein.

Umweltgefahren

Mythos 27

Heiße Vollbäder sind für den Fötus gefährlich.

Dieser Mythos hat noch ein paar Verwandte, zum Beispiel das Verbot, heiße Vollbäder, Duschen oder Saunagänge zu genießen. Er geht mutmaßlich darauf zurück, dass es in Einzelfällen zu einer Gefährdung des Kindes im Mutterleib kommen kann, wenn die Mutter sich extrem hohen Temperaturen aussetzt (z. B. wenn sie über einen längeren Zeitraum hinweg hohes Fieber hat, etc.) Unglücklicherweise gibt es auf diesem Gebiet nur wenige eindeutige Forschungsergebnisse, obwohl einige allgemeine Schlussfolgerungen sicherlich legitim sind.

Wenn wir annehmen, dass ein signifikanter, langfristiger Anstieg der Körpertemperatur nicht erwünscht ist, ist zunächst die genaue Formulierung wichtig. Es geht hier um die Kerntemperatur, die Temperatur also, die inmitten des Körpers herrscht, und nicht um die auf der Haut. Säugetiere haben allesamt eine Anzahl von Mechanismen zur Verfügung, durch die sie ihre Körpertemperatur bei Umweltveränderungen regulieren können. Deshalb kann sie sich in den meisten Fällen auch nicht so drastisch und schnell verändern.

Ein anderer Faktor, der häufig übersehen wird, ist die Tatsache, dass ein beträchtlicher Anstieg der Körpertemperatur deutliches Unbehagen und Symptome bei der werdenden Mutter hervorrufen würde. Viele Saunen warnen insbesondere Schwangere vor langen Saunagängen. Bei Experimenten, die in der medizinischen Literatur zitiert werden, konnten es jedoch nur wenige Menschen überhaupt so lange in einer Sauna aushalten, bis ihre Körpertemperatur tatsächlich deutlich anstieg.

Halten wir also Folgendes fest: Es ist unmöglich, eine Veränderung der Körpertemperatur durch eine heiße Dusche zu erreichen. Selbst wenn das Wasser so heiß ist, dass man sich Verbrühungen zuzieht, führt die relativ kleine Oberfläche und die schnelle Verdunstung der Wassertropfen dazu, dass die Körpertemperatur gar nicht ansteigen kann. Das andere Extrem, das vollständige Eintauchen in warmes Wasser bis zum Hals, gibt eher Anlass zur Sorge, da hier die Verdunstung und andere Methoden der Hitzeausstrahlung flach fallen. Ein heißes Bad, bei dem das Wasser nur selten höher steht als dreißig Zentimeter, birgt jedoch nicht mehr Gefahren in sich als eine heiße Dusche. Es ist sehr unwahrscheinlich, dass die Körpertemperatur sich dadurch großartig verändert, denn der Körper ist immer noch in der Lage, Hitze in die Luft abzustrahlen.

Gegenwärtig ist man sich in der medizinischen Literatur jedoch einig, dass sowohl heiße Vollbäder als auch Saunagänge auf 15 Minuten reduziert werden sollten. Meiner Ansicht nach sollte das ohnehin eine Faustregel sein, denn eine extreme Veränderung der Körpertemperatur kann eine nicht schwangere Person ebenfalls sehr beeinträchtigen. Im Gegensatz dazu besteht bei einem heißen Fußbad oder einer heißen Dusche kein oberes Zeitlimit (höchstens wenn lokale Verbrennungen auftreten, weil das Wasser zu heiß war).

Mythos 28

Man darf Kinder nicht im Sandkasten spielen lassen, da dort das Risiko einer Ansteckung mit Toxoplasmose besteht.

Toxoplasmose wird durch einen Parasiten übertragen, dessen häufigster Wirt die Hauskatze ist. Die Krankheit wird typischerweise nicht von einem Menschen zum anderen sondern von der Katze auf den Menschen übertragen. Ein aktiver Fall von Toxoplasmose während der Schwangerschaft tritt nur recht selten – bei schätzungsweise einer von 1000 Schwangerschaften – auf. Der Fötus einer akut infizierten Schwangeren kann vielfältigen Schaden nehmen. Derlei Schädigungen sind insbesondere dann zu befürchten, wenn der Erreger im 2. und 3. Schwangerschaftsdrittel die Plazenta passiert und die bereits angelegten Organe schädigt, vor allem Gehirn und Augen. Gegenwärtig gehört ein Test noch nicht zur routinemäßigen Vorsorgeuntersuchung.

Normalerweise steckt man sich an, indem man die Eier des Parasiten einatmet oder schluckt. Diese Eier befinden sich im Kot infizierter Hauskatzen. Schwangere Frauen sollten deshalb vermeiden, die Katzentoilette zu reinigen. In der Praxis halten Katzenbesitzer es möglicherweise für schwierig, sämtliche Risiken einer Infektion auszuschalten, denn die Eier geraten leicht in die Luft und bleiben wochenlang hoch infektiös. Eine Gefahr für das ungeborene Leben besteht jedoch nur, wenn eine Frau während der Schwangerschaft *zum ersten Mal* mit Toxoplasmose-Erregern in Berührung kommt. Dazu sei jedoch erwähnt, dass die meisten Erwachsenen bereits einmal in ihrem Leben mit diesen Parasiten in Kontakt gekommen sind, ohne dass Symptome auftraten. Der Körper hat in diesem Fall schon Abwehrstoffe gebildet, die vor einer erneuten Ansteckung schützen.

Toxoplasmose wird außerdem typischerweise nicht vom Menschen auf den Menschen übertragen. Wenn also der Extremfall eintritt, und ein Kind infiziert wird, dann bleibt das Risiko für seine Mutter gering. Außerdem sind Sandkästen keinesfalls mit Katzentoiletten vergleichbar und stellen deshalb kein ernst zu nehmendes Risiko dar. Glücklicherweise ist die Toxoplasmose nur selten eine Bedrohung für die Schwangere oder das Baby.

Mythos 29

Schwangere Frauen sollten sich keine Dauerwelle machen lassen.

Obwohl sie sicherlich nicht aus gesundheitlichen Gründen wichtig ist, möchten sich viele Schwangere auch weiterhin die Segnungen der Dauerwelle zunutze machen. Laut der neuesten Ergebnisse ist es vollkommen unbedenklich und vernünftig, dies zu tun. Bei dem zweistufigen Prozess werden in der Regel keine Substanzen benutzt, die bei Tieren zu einer Schädigung der Föten geführt hätten, und auch auf den Organismus haben sie keine schädlichen Auswirkungen. Negative Reaktionen sind lediglich auf der Kopfhaut selbst registriert worden. Trotzdem ist es sicher ein Gebot der Vorsicht, beim Legen der Dauerwelle Handschuhe zu tragen und darauf zu achten, dass die Lösung nicht zu lange auf die Kopfhaut einwirkt.

Symptome

Mythos 30

Präeklampsie tritt bei 10 Prozent aller Schwangerschaften auf.

Dieser Mythos wurde doch tatsächlich mit Nachdruck in einem Geburtsvorbereitungskurs verbreitet, an dem meine Frau und ich während der Schwangerschaft mit unserem ersten Kind teilnahmen. (Ich habe die Leiterin nicht korrigiert.) Ich kann mir zwar nicht vorstellen, dass jemand diese falsche statistische Angabe im Kopf behalten hat, aber ganz bestimmt gibt die oben genannte Aussage Laien das Gefühl, dass Präeklampsie häufiger vorkommt als es tatsächlich der Fall ist.

Bei der Präeklampsie handelt es sich um eine Krankheit, die sich auf schwangere Frauen beschränkt. Charakteristisch dafür sind hoher Blutdruck, hohe Eiweißwerte im Urin und Ödeme.

Normalerweise treten diese Symptome im letzten Schwangerschaftsdrittel auf und gehen mit einem hohen Risiko für das ungeborene Leben und die Mutter einher. In der medizinischen Literatur ist die Rede von einem Gesamtvorkommen von etwa 5 Prozent (also eine von zwanzig Frauen). Die statistischen Angaben können beträchtlich variieren, abhängig von der Population, die jeweils betrachtet wurde. Die Ursache für diese Erkrankung ist unbekannt, aber sie wird in jedem Fall nach der Geburt des Kindes geheilt.

Mythos 31

Eine Schwangere, die unter Ödemen leidet, ist wahrscheinlich an Präeklampsie erkrankt.

Man erinnere sich daran, dass – wie oben beschrieben – Ödeme zum Krankheitsbild von Präeklampsie gehören. Früher neigte man dazu, diese Krankheit zu diagnostizieren, sobald eine dieser drei Komponenten auf die Schwangere zutraf. Heute hat man erkannt, dass Schwellungen so häufig eine Begleiterscheinung von Schwangerschaften sind, dass die medizinische Fachwelt sich nicht einig darüber ist, welche Rolle Ödeme bei der Diagnostik von Präeklampsie spielen sollten. In jedem Fall kann man davon ausgehen, dass die Mehrheit aller Schwangeren am Ende der Schwangerschaft irgendwelche Ödeme hat, während sie ganz sicher nicht unter dieser Krankheit leidet. So mag es zwar stimmen, dass die meisten an Präeklampsie erkrankten Frauen unter Schwellungen leiden, der Umkehrschluss jedoch ist nicht zutreffend – die Mehrheit der Frauen mit Schwellungen ist nicht an Präeklampsie erkrankt.

Wie kann eine schwangere Frau herausfinden, ob ihre Schwellungen im normalen Rahmen oder ob sie ein Zeichen für Präeklampsie sind? Mit einem Wort: Sie kann es nicht. Solange der Arzt nichts anderes sagt, sollte man Ödeme einfach als normale Begleiterscheinung einer Schwangerschaft betrachten. Präeklampsie wird durch die Überprüfung des Blutdrucks und die Untersuchung des Urins auf Proteinüberschuss festgestellt. Im letzten Schwangerschaftsdrittel muss die Schwangere häufigere Untersuchungstermine wahrnehmen, um eben diese Komplikation zu überwachen. Schwellungen im letzten Schwangerschaftsdrittel kommen häufig vor und stellen keinen Grund zur Sorge dar.

Mythos 32

Kopfschmerzen sind ein Zeichen für zu hohen Blutdruck.

Dieser Mythos beschränkt sich keineswegs ausschließlich auf schwangere Frauen, wird aber von ihnen besonders häufig zitiert. Hoher Blutdruck führt jedoch in der Regel nicht dazu, dass die betroffenen Personen sich tatsächlich schlecht fühlen. Er ruft keine erkennbaren Symptome hervor. Das ist der Grund, warum eine langfristige Erkrankung an hohem Blutdruck häufig als der »schleichende Tod« bezeichnet wird.

So etwas wie »normalen« Blutdruck gibt es nicht. Als allgemeine Regel gilt: Je niedriger der Blutdruck, umso höher die Lebenserwartung. Mit dem Begriff »Blutdruck« bezeichnet man den Druck, mit dem das Herz Blut durch die Blutgefäße pumpt. Normalerweise liegen zwei Werte vor: Der Spitzenwert (systolisch), während das Herz sich tatsächlich zusammenzieht. Und der niedrige Wert (diastolisch), d. h. der minimale Druck, der in den Blutgefäßen zwischen den Kontraktionen des Herzmuskels herrscht. Auch ein Gartenschlauch nutzt sich schneller ab, je mehr Druck hinter dem Wasser steht, das durch ihn fließt. Und ebenso verhält es sich mit hohem Blutdruck und den Blutgefäßen. Auch die Pumpe (also das Herz) wird eher zum Stillstand kommen, wenn sie mehr arbeiten muss. Die Ursache für zu hohen Blutdruck ist noch nicht vollständig erforscht.

Wie bereits erwähnt gehen mit zu hohem Blutdruck keinerlei Symptome einher, und ganz bestimmt ruft er keine Kopfschmerzen hervor. Eine kleine Ausnahme gibt es in der Tat (sie ist jedoch so selten, dass ich mich frage, ob man sie hier überhaupt erwähnen sollte): Bei wenigen Patienten mit extrem hohem Blutdruck (und einem diastolischen Wert von 130 und mehr), können Kopfschmerzen ein Warnsignal für einen bevorstehenden Schlaganfall sein. Diese Patienten müssen sofort auf die Intensivstation eines Krankenhauses eingeliefert werden, damit man ihren Blutdruck schnell in den Griff bekommt. Doch das kommt so selten vor, dass die meisten Gynäkologen in ihrem ganzen Berufsleben nicht mit einem solchen Fall konfrontiert werden. Nur Internisten, die es viel häufiger mit Menschen zu tun haben, die über einen längeren Zeitraum hinweg unter zu hohem Blutdruck leiden, müssen unter Umständen auf eine solche Maßnahme zurückgreifen.

Mythos 33

Wadenkrämpfe sind ein Symptom für Blutgerinnsel.

Wadenkrämpfe sind schmerzhafte Muskelkontraktionen. Meist sind Langläufer während längerer Rennen davon betroffen – dann sind sie auf die körperliche Erschöpfung des Sportlers zurückzuführen. Aber auch bei Schwangeren sind sie häufig zu beobachten. Diese Krämpfe haben nichts mit Blutgerinnseln zu tun. Letztere sind ziemlich gefährlich und kommen glücklicherweise nur selten vor, in weniger als einer von 1000 Schwangerschaften.

Mythos 34

Wadenkrämpfe sind auf Kalziummangel zurückzuführen.

Dieser Mythos ist zwar recht weit verbreitet, doch die medizinische Fachliteratur scheint nicht allzu viel Nachforschungen in diese Richtung angestellt zu haben. Ein paar Aufsätze, die sich mit dem Thema befassen, äußern die vorsichtige Spekulation, dass Kalzium bei der Entstehung von Wadenkrämpfen möglicherweise eine Rolle spielt und dass es bei der Behandlung hilfreich sein könnte. Glücklicherweise wurde bislang zumindest eine gründliche Studie zum Thema veröffentlicht und ihr Ergebnis, dass Kalzium keine Rolle bei Wadenkrämpfen zu spielen scheint, kommt mir einigermaßen schlüssig vor.

Diese Studie beobachtete 60 schwangere Frauen mit häufig auftretenden Wadenkrämpfen, die wahlweise mit Kalzium oder Vitamin C behandelt wurden. Weder die Patientinnen noch die Ärzte wussten, welche der beiden Substanzen verabreicht wurde. Interessant war, dass die Mehrheit der Teilnehmerinnen aus beiden Testgruppen ein Nachlassen ihrer Symptome feststellte (entweder durch den Plazeboeffekt oder durch eine tatsächliche spontane Verbesserung). Keine einzige Patientin hatte erhöhte Kalziumwerte im Blut. Das heißt, diejenigen, deren Symptome nachließen, hatten keine anderen Kalziumwerte als jene, bei denen die Symptome gleich blieben. Nebenbei bemerkt hatten diejenigen Patientinnen, die Kalziumpräparate eingenommen hatten, keine erhöhten Kalziumwerte, obwohl es sich um beträchtliche Dosen handelte.

Dieser Bericht sollte die Vorstellung, dass Wadenkrämpfe auf Kalziummangel zurückzuführen sind und dass sie sich mit Kalziumpräparaten behandeln lassen, ad acta legen. Trotzdem sollten schwangere Frauen, die unter Wadenkrämpfen leiden, nicht die Hoffnung verlieren, denn im Verlauf der Schwangerschaft lassen die Krämpfe in der Regel immer mehr nach. Das läßt sich u. a. an der Tatsache ablesen, dass sich der Zustand der meisten Patientinnen in der oben genannten Studie verbesserte, ob sie nun Kalzium einnahmen oder nicht. Eine Linderung der Krampfsymptome kann im Übrigen durch Magnesium erreicht werden.

Die Vorbereitung auf die Wehen und die damit zusammenhängenden Voraussagen

Mythos 35

Man kann das Wehenmuster einer Frau vorhersagen, wenn man das Wehenmuster der Mutter kennt.

Wieder stehe ich, was die medizinische Literatur angeht, bei diesem Thema allein auf weiter Flur. Diese weit verbreitete Vorstellung wird von medizinischen Experten einfach nicht weiter verfolgt! Doch kann man sich leicht vorstellen, was die Wissenschaft herausfände, wenn sie der Sache etwas mehr Aufmerksamkeit widmen würde: Wenn man den Wehenverlauf bei der Mutter kennt, ist das noch lange kein Hinweis auf den Wehenverlauf bei der Patientin selbst.

Eine Betrachtung der Faktoren, die für die Länge von Wehen verantwortlich sind, kann sehr aufschlussreich sein. Zunächst einmal ist man sich allgemein darüber einig, dass sogar bei ein und der selben Frau der Wehenverlauf bei der zweiten und folgenden Schwangerschaften im Allgemeinen ganz anders ist als bei der ersten. Die Geburt des zweiten und nächsten Kindes verläuft meist (wenn auch nicht immer) kürzer und leichter als beim ersten. Die Wehen können sich bei ein und der selben Frau beträchtlich unterscheiden! Mit anderen Worten: Selbst wenn der Arzt weiß, wie die Wehen bei der ersten Geburt einer Frau verlaufen sind, kann er nicht genau voraussagen, wie ihre zukünftigen Geburten verlaufen. Ein Extrembeispiel für diesen Umstand sind Frauen, die einen Kaiserschnitt hinter sich haben, weil die Wehentätigkeit während der Geburt nachließ: Etwa 80 Prozent können in der darauf folgenden Schwangerschaft vaginal entbinden!

Ein weiterer Faktor ist das Gewicht und die Körpergestalt des Babys. Die Beziehung zwischen diesen Parametern und dem Wehenverlauf ist zwar noch nicht ganz erforscht, aber wir können zumindest davon ausgehen, dass Mütter und Töchter wahrscheinlich kaum Babys von identischer Statur bekommen. Zum einen trägt die Tochter nur 50 Prozent des genetischen Materials der Mutter – und so können weder ihr Knochenbau noch ihre Gestalt mit ihr identisch sein. Der Fötus hat 50 Prozent seines genetischen Materials vom Vater. Es gibt also eindeutig zahlreiche Gründe, warum wir erwarten können, dass die Wehentätigkeit bei der Tochter nichts mit den Erfahrungen der Mutter zu tun haben muss.

Und um diesen Mythos endgültig zu Grabe zu tragen, sollten wir noch eine letzte Tatsache in Betracht ziehen: In den letzten drei Jahrzehnten haben sich die gynäkologische

Betreuung und Geburtshilfe radikal gewandelt. So wird beispielsweise heute eine durchschnittliche Gewichtszunahme von etwa 15 Kilo empfohlen, während man in den vierziger und fünfziger Jahren nur von 7 bis 8 Kilo ausging. Wir verabreichen keine Betäubungsmittel, sondern eine Epiduralanästhesie. Heutzutage werden gern sanftere Anaesthetika eingesetzt und über eine Perfusor-Pumpe verabreicht, das heißt, es wird eine genau definierte, einstellbare Menge des Medikaments abgegeben. Außerdem kann der Gebärmutterdruck mit einem Katheder gemessen werden, der mit Hilfe eines Mikrochips in der Lage ist, die Gebärmutterkontraktionen bei einer Wehenhemmung zu ermitteln.

Wir können das Wehenverhalten einer Patientin nicht anhand der Wehentätigkeit bei ihrer Mutter vorhersagen, denn 1) sogar bei ein und derselben Frau verlaufen die Wehen bei den einzelnen Geburten oft ganz unterschiedlich, 2) die Patientin und ihre Mutter haben nicht die gleiche Anatomie, 3) der Fötus verfügt über einen vollkommen anderen genetischen Pool (und demzufolge über ein anderes Gewicht und eine andere Statur), und 4) die gynäkologische Praxis hat sich in den vergangenen drei Jahrzehnten entscheidend verändert.

36

Schwangerschaftswehen unterscheiden sich von normalen Geburtswehen.

Schwangerschaftswehen, also solche, die vor den eigentlichen Geburtswehen einsetzen, wurden zum ersten Mal von

J. Braxton Hicks entdeckt. Damals handelte es sich um eine wichtige Feststellung; doch die Tatsache, dass man diesem Phänomen einen spezifischen Namen gab, hatte jede Menge Missverständnisse über Wehen und Geburtswehen zur Folge.

Unter Geburtswehen versteht man die regulären Kontraktionen, die aus einem regelmäßigem Wechsel zwischen Zusammenziehen und Ausdehnung des Muttermundes bestehen. Die Diagnose wird meist rückwirkend erstellt: Hat der Muttermund sich im Laufe der Zeit geöffnet? Erfahrene Geburtshelfer sind häufig in der Lage, nur durch einen Blick auf den Muttermund zu beurteilen, wie wahrscheinlich es ist, dass er sich bald weitet. Trotzdem lassen auch sie sich von Zeit zu Zeit ins Boxhorn jagen. Mütter, die vor ihrer Zeit entbinden, können häufig stundenlang leichte Kontraktionen haben, die letztlich in einer Öffnung des Muttermundes und schließlich der Entbindung resultieren. Und um das Ganze noch verwirrender zu machen, haben viele Mütter stundenlange regelmäßige Kontraktionen, die *nicht* mit der Öffnung des Muttermundes einhergehen und schließlich sogar wieder verschwinden.

Es ist irreführend, Gebärmutterkontraktionen einen speziellen Namen zu geben, denn das impliziert, dass eine Art der Kontraktion anders ist als eine andere. Und das trifft einfach nicht zu. Wie oben bereits beschrieben, ist es möglich, dass bei Müttern mit leichten, regelmäßigen Kontraktionen eine Entbindung erfolgt, während bei anderen sehr schmerzhafte Wehen nicht zu einer Öffnung des Muttermundes führen und die Wehen ganz aufhören.

Somit hat die Tatsache, dass eine besondere Art der Kontraktion, nämlich die Schwangerschaftswehe existiert, gar keine Bedeutung. Manche Autoren in der medizinischen Literatur haben sogar die scharfsinnige Beobachtung gemacht, dass die Unterscheidung zwischen »Schwangerschafts-« und »normalen« Kontraktionen dazu geführt hat, dass viele Mütter die Symptome für eine Frühgeburt ignoriert haben. Man sollte sich also von dieser Vorstellung freimachen und einen pragmatischeren Ansatz finden. Wichtig ist die Frage: »Wann soll ich mit meinen Wehen einen Arzt oder das Krankenhaus aufsuchen?«

Die Antwort ist zweigeteilt: Vor der 36. Schwangerschaftswoche und danach. Der Zweck einer Überwachung der Wehentätigkeit vier Wochen vor dem errechneten Entbindungstermin besteht darin, Symptome für eine Frühgeburt rechtzeitig zu erkennen, damit im Zweifel wehenhemmende Mittel gegeben werden können und die Schwangerschaft fortgesetzt werden kann. Zu diesem Zweck sollte jede Frau, die vier oder mehr Kontraktionen pro Stunde und das zwei aufeinander folgende Stunden lang hat, sofort ihren Arzt anrufen oder ins Krankenhaus fahren. In den meisten Fällen hören die Kontraktionen kurz darauf wieder auf, und es sind keine besonderen Maßnahmen notwendig. Trotzdem sollte der Arzt benachrichtigt werden, wenn sie zwei Stunden oder länger anhalten. An dieser Stelle sei bemerkt, dass viele Frauen 10 bis 20 Kontraktionen pro Tag haben können, was kein Grund zur Besorgnis ist. Doch regelmäßige Wehen, die anhalten, machen medizinische Betreuung erforderlich.

Vier Wochen vor dem mutmaßlichen Entbindungstermin geht es dann nicht mehr so sehr darum, die Schwangerschaft zu verlängern, sondern zu erkennen, wann die Geburtswehen einsetzen. Gerade zum Ende der Schwangerschaft registrieren viele Frauen vermehrte Wehen, was die meisten sehr verwirrend finden. Da häufig niemand in der Nähe ist, der ihnen fachmännischen Rat geben kann, sollten Erstgebärende das Krankenhaus aufsuchen, wenn ihre Wehen eine Stunde lang etwa alle fünf Minuten kommen. Frauen, die zum zweiten Mal (oder zum dritten und vierten Mal) Mutter werden, sollten diese Maßnahme früher ergreifen – etwa wenn sie eine Stunde lang alle zehn Minuten Kontraktionen haben. Dann kann man mit hoher

Wahrscheinlichkeit davon ausgehen, dass der Muttermund sich zu weiten beginnt.

Mythos 37

Schwangerschaftswehen tragen zur Öffnung des Muttermundes bei.

Die Ausführungen aus Mythos Nr. 36 haben uns gezeigt, dass die Unterscheidung zwischen Wehen und Schwangerschaftswehen heute keine Bedeutung mehr hat. Vielleicht sollte deshalb die Frage anders formuliert werden: »Tragen Kontraktionen vor dem Einsetzen der Geburtswehen dazu bei, dass der Muttermund sich weitet?« Das Zusammenspiel zwischen Wehen und der Öffnung des Muttermundes ist noch nicht bis ins Detail erforscht, aber man kann davon ausgehen, dass isolierte Kontraktionen tatsächlich eine Veränderung des Muttermundes zur Folge haben. Viele Frauen können allerdings auch tage- und wochenlang Kontraktionen spüren, ohne dass er auch nur weicher, dünner oder weiter wird. Diese Tatsache macht es sowohl für Ärzte als auch für die Patientin so schwierig, zu entscheiden, wann die Wehentätigkeit beginnt. Im Zweifel kann man es nur durch die physische Untersuchung des Muttermundes feststellen.

Mythos 38

Wehen setzen häufig bei Vollmond ein.

Dieser Mythos wird häufig von Hebammen zitiert, wenn sie bei Vollmond viel zu tun haben. Aber seltsamerweise verliert das medizinische Personal kein Wort über diese Theorie, wenn die Kreißsäle bei eben jenem Vollmond leer sind. Trotz der Tatsache, dass dieses »Zusammenspiel« zwischen Wehentätigkeit und Vollmond recht bizarr erscheint, besteht in der medizinischen Literatur keine Einigkeit zu diesem Thema.

Zwei Studien konnten keinerlei Beziehung zwischen dem Mondzyklus und der Geburtenrate feststellen. Die Erste stammte aus Dänemark und ermittelte 1,269 spontan bei Vollmond einsetzende Wehen in einem Zeitraum von zwei Jahren. Die zweite Studie ermittelte 5,226 Geburten über 37 Mondzyklen und konnte keine Verbindung zwischen dem Einsetzen der Wehen und dem Zustand des Mondes feststellen. Im Gegensatz dazu benutzte eine französische Studie ein sehr spezialisiertes statistisches Analyseverfahren, bei dem etwa sechs Millionen Geburten bewertet wurden. Das Ergebnis zeigte einen Unterschied zwischen der letzten Woche des Mondzyklus und der ersten.

Was lässt sich aus diesen einander widersprechenden Studien schließen? Da die einzige Studie, die einen Unterschied feststellen konnte, sechs Millionen Geburten untersuchen musste und zwei Phasen à sieben Tagen miteinander verglich, liegt der Schluss nahe, dass bei kleinen Populationen (d. h. bei einer Untersuchung von einigen tausend Geburten) jede Auswirkung des Mondzyklus so klein wäre, dass man sie gar nicht bemerken würde. Tatsächlich gab es noch zwei weitere Studien, die kleinere Populationen beobachteten und die keinen Unterschied feststellen konnten. Praktisch gesehen scheint folgende Schlussfolgerung angemessen: Die Auswirkung des Mondzyklus ist so klein (wenn sie überhaupt existiert), dass sie keine Bedeutung für das Individuum hat. Außerdem muss man darauf hinweisen, dass die französische Studie keine erhöhte Geburtenrate am Tag des Vollmondes feststellte; vielmehr stieg die Geburtenrate in den sieben Tagen vorher an – und das auch nur im Vergleich mit der Woche danach.

Mythos 39

Bei Sturm kommt es schneller zum Blasensprung.

Es besteht kein Zweifel: Dieser Mythos leitet sich von der meteorologischen Beobachtung ab, dass der atmosphärische Druck während eines Unwetters fällt. Aber leider vernachlässigt er die Tatsache, dass der Druck im Körper immer genauso hoch ist wie der außerhalb des Körpers. Wenn das nicht *immer* stimmen würde, würden wir bei jedem Wetterwechsel wahlweise platzen oder in uns zusammenfallen. Immer wenn das Barometer fällt, fällt auch der Druck innerhalb des Körpers.

Eine dänische Untersuchung von 1500 Geburten über einen Zeitraum von zwei Jahren macht diesem Mythos dann endgültig den Garaus: Die Forscher konnten keine Verbindung zwischen dem Blasensprung vor dem Einsetzen der Wehen und dem Luftdruck finden.

Mythos 40

Ein Arzt kann voraussagen, wer einen Kaiserschnitt benötigt, indem er vor Einsetzen der Wehen das Becken vermisst.

Viele Patientinnen, die sich nach langen Wehen dann doch einem Kaiserschnitt unterziehen müssen, sind verständlicherweise frustriert. »Warum konnten die Ärzte nicht vorher feststellen, dass ein Kaiserschnitt notwendig war, bevor ich den Wehenschmerz durchmachen musste?« Der häufigste Grund für einen Kaiserschnitt ist ein Größenmissverhältnis zwischen kindlichem Kopf und mütterlichem Becken: Der Fötus passt nicht durch die Beckenknochen hindurch. Unglücklicherweise ist es selbst angesichts der heutigen Technologie unmöglich, vorauszusagen, wer vaginal entbinden kann und wer nicht.

Die Schwierigkeit bei diesen Voraussagen hat ihre Wurzel in verschiedenen Ursachen. Zuerst ist die Bestimmung der Körpergröße des Fötus meist ungenau, egal ob sie durch eine physische oder durch eine Ultraschalluntersuchung erfolgt. Wir sind einfach nicht in der Lage, sein Gewicht verlässlich zu ermitteln. Zweitens: Selbst wenn man das Gewicht mit Sicherheit angeben könnte, würde die Statur verschiedener Föten mit ein und demselben Gewicht sich beträchtlich voneinander unterscheiden. Drittens ist eine genaue Messung des mütterlichen Beckens so schwierig, dass man sogar Röntgenstrahlen als Methode verworfen hat. Und schließlich weiß man, dass sowohl die Gestalt des Fötus als auch die Form des weiblichen Beckens sich während der Wehen verändern. Somit ist es ein schwieriges

Unterfangen, die Leichtigkeit vorherzusagen, mit der eine komplexe, dreidimensionale Gestalt durch eine andere hindurchpasst, zumal beide während des Prozesses ihre Form verändern. Man kann einfach keine zuverlässigen Prognosen abgeben. Es ist nicht feststellbar, wer vaginal entbinden wird, ohne dass der Trial-and-Error-Test der Wehen selbst zum Zuge kommt.

Mythos 41

Der Arzt kann voraussagen, wann die Wehen einsetzen, indem er am Ende der Schwangerschaft den Muttermund untersucht.

Während der Untersuchung am Ende der Schwangerschaft fragen mich Patientinnen häufig: »Haben Sie meinen voraussichtlichen Entbindungstermin verändert?« An dieser Stelle sollte darauf hingewiesen werden, dass der errechnete Entbindungstermin und die tatsächliche Ankunft des Babys zwei vollkommen unterschiedliche Dinge sind. Das voraussichtliche Entbindungsdatum wird 280 Tage nach dem ersten Tag der letzten Periode angesetzt. So gesehen soll es als Mittelpunkt der vierwöchigen Spanne dienen, in denen die Entbindung höchst wahrscheinlich erfolgt. Der errechnete Entbindungstermin wird niemals auf der Basis von Informationen, die im letzten Schwangerschaftsdrittel hinzukommen, wie zum Beispiel einer Öffnung des Muttermundes oder der Größe des Fötus, verändert. Der Arzt mag vielleicht eine Vermutung äußern, wann die tatsächliche Entbindung stattfinden könnte, aber damit verändert er oder sie keinesfalls den berechneten Entbindungstermin.

Die Frage, die sich hier stellt, ist die, ob die Zervix zusätzliche Informationen über den Beginn der Geburtswehen liefert? Die Antwort lautet Ja und Nein. Die Untersuchung großer Populationen hat ergeben, dass Unterschiede in der Öffnung des Muttermundes möglicherweise in schwacher Verbindung stehen mit dem Zeitpunkt des Wehenbeginns. Doch auf praktischer Ebene ist diese Beziehung zu lose, um genaue Vorhersagen machen zu können, wann einzelne Schwangere betroffen sind.

Es gibt zwei Beweise, dass der Zustand des Muttermundes mit dem anschließenden Beginn der Entbindung in Verbindung steht: Zum einen wird der Muttermund untersucht und ein so genannter Prognoseindex erstellt. So lässt sich voraussagen, welchen Erfolg eine Einleitung der Wehen haben könnte, falls eine Entbindung notwendig sein sollte. Je weicher der Muttermund und verstrichener der Gebärmutterhals, umso wahrscheinlicher ist es, dass wehenfördernde Mittel Erfolg haben. Der zweite Faktor, der darauf hinweist, dass die Öffnung des Muttermundes durchaus Auswirkungen auf den Zeitpunkt der Entbindung hat, ist die Tatsache, dass eine übermäßige, vorzeitige Öffnung des Muttermundes in einigen Fällen zu einer Frühgeburt führt. Doch diese Beziehung ist nicht besonders fundiert, denn dreiviertel der im Rahmen einer entsprechenden Studie beobachteten Frauen, deren Muttermund schon in der 30. Schwangerschaftswoche um 2–3 Zentimeter geöffnet war, entbanden erst wenigstens acht Wochen später!

Die bislang zugängliche Information weist indirekt darauf hin, dass es tatsächlich eine Verbindung zwischen der Öffnung des Muttermundes und dem Zeitpunkt der Entbindung gibt. Trotzdem wurde dieses Thema niemals näher auf die Verbindung zu der Frage untersucht, wann die Geburtswehen einsetzen. Meine eigenen Beobachtungen haben das Gleiche ergeben, was auch in der Fachliteratur beschrieben wird: Wenn eine Verbindung besteht, dann ist sie nur sehr schwach. Damit meine ich, dass man wahrscheinlich auf der sicheren Seite ist, wenn man davon ausgeht, dass für 1000 Erstgebärende, deren Muttermund 14 Tage vor dem berechneten Entbindungstermin schon zwei Zentimeter geöffnet ist, die durchschnittliche Zeit bis zur Entbindung kürzer sein wird als bei einer ähnlichen Gruppe von Patientinnen, deren Muttermund noch geschlossen ist. Doch wenn die Frauen der beiden Gruppen nur ein paar Tage vor der Entbindung stünden, gäbe es wahrscheinlich beträchtliche Überschneidungen. Deshalb hat diese Information kaum Wert für die Voraussage des Entbindungstermins bei einer einzelnen Frau. Halten wir also fest, dass die Vorstellung, ein Arzt könnte durch die Untersuchung des Muttermundes den genauen Entbindungstermin voraussagen, nur in seltenen Fällen greift und in der Praxis demzufolge eher irreführend als hilfreich ist.

Mythos 42

Erstgebärende entbinden nach und Mütter,
die ihr zweites Kind zur Welt bringen eher vor dem
errechneten Entbindungstermin (oder umgekehrt).

Der errechnete Entbindungstermin bezeichnet das Ende einer durchschnittlich langen Schwangerschaft vom ersten Tag der letzten Periode (nicht des Eisprungs oder des Tages der Empfängnis) an. Untersuchungen an tausenden von Frauen haben übereinstimmend ergeben, dass ein Intervall von 280 Tagen bei 90 bis 95 Prozent der Entbindungen realistisch ist. Die Entbindung erfolgt dann in einem Zeitraum von vierzehn Tagen vor oder nach dem errechneten Entbindungstermin. Interessanterweise hat eine recht neue Studie aus Schweden, in der über 400 000 Schwangerschaften ausgewertet wurden, ergeben, dass die durchschnittliche Länge der Schwangerschaft bei Frauen, die ihr zweites und drittes Kind bekommen, etwa 12 bis 24 Stunden kürzer ist als bei Erstgebärenden. Dennoch war sowohl bei Erstgebärenden als auch bei Frauen, die bereits ein Kind geboren hatten, die Wahrscheinlichkeit groß, dass sie ihr Kind gleichermaßen vor oder nach dem errechneten Entbindungstermin zur Welt brachten. Nur etwa 4 Prozent der Frauen entband tatsächlich am errechneten Entbindungstermin. Die Vorstellung, dass der errechnete Entbindungstermin das arithmetische Mittel des Zeitraumes bildet, wann die tatsächliche Entbindung erfolgt, bleibt also auch weiterhin gültig, egal, wie oft eine Frau schon vorher Kinder zur Welt gebracht hat.

Mythos
43

Ich sollte vor meiner Entbindung Blut spenden.

Außer vielleicht bei den seltenen Gelegenheiten, bei denen schon lange im Voraus festgelegt wird, dass bei der betreffenden Patientin ein Kaiserschnitt durchgeführt wird, empfehlen Gynäkologen in der Regel keine Eigenblutspende. Die durchschnittliche Wahrscheinlichkeit, während der Geburt Blut zu benötigen, ist sehr niedrig – sie liegt etwa bei 1 Prozent. Anders formuliert: 99 Prozent der Frauen, die vor der Geburt Blut spenden, haben dies umsonst getan. (Bei Eigenblutspenden wird das Blut nicht automatisch einem anderen Nutzen zugeführt.) Bei denen, die tatsächlich Blut benötigen, ist es sehr schwierig, mit Sicherheit vorauszusagen, um welche Mengen es sich handelt. Einer Studie zufolge benötigten nur vier von 251 Patientinnen, bei denen das Risiko eines hohen Blutverlustes bestand, auch tatsächlich Blut. Wenn die Blutspende unmittelbar vor der Entbindung erfolgt, erhöht dies zudem das Risiko, dass letztendlich tatsächlich eine Transfusion erfolgen muss. Schließlich benötigt die Mehrheit aller Patientinnen, die eine Transfusion bekommt, mehr als einen halben Liter Blut. Selbst bei Eigenblutspenden ist also das Risiko, zumindest teilweise noch Blut eines anderen Spenders zu bekommen, kaum auszuschließen.

Die medizinische Fachliteratur schweigt sich zum Thema Eigenblutspende vor der Entbindung weitgehend aus. Die einzige Studie, die ich zum Thema finden konnte, äußerte sich skeptisch. Im Allgemeinen kann man also festhalten, dass eine solche Maßnahme ziemlich viel Aufwand für wenig Nutzen ist.

Mythos 44

Meine Familie sollte vor meiner Entbindung Blut für mich spenden.

Diese Vorstellung kann aus zwei Gründen verworfen werden: Wie oben bereits dargelegt, ist das tatsächliche Risiko einer Transfusion relativ niedrig – es beträgt weniger als 1 Prozent. Ein erheblich wichtigeres Thema ist das der Sicherheit von so genanntem bekannten Spenderblut im Gegensatz zu anonymem Spenderblut. Blutbanken stehen der Praxis, dass Patienten Verwandte oder Freunde bitten, prophylaktisch für sie Blut zu spenden, grundsätzlich skeptisch gegenüber – und das aus gutem Grund. Man hat Bedenken, dass Menschen, die aufgefordert werden, Blut für Angehörige oder Freunde zu spenden, eher dazu neigen, Faktoren, die sie in anderen Fällen von einer Blutspende abhalten würden, geflissentlich zu übergehen. Ein Ehemann beispielsweise, der außerehelichen Geschlechtsverkehr hatte, wird dies wohl kaum seiner Frau erzählen, wenn diese ihn bittet, Blut für sie zu spenden. Im Gegensatz dazu stehen anonyme Blutspender (die kein Geld dafür bekommen) unter keinerlei Druck und haben somit eher die psychologische Freiheit, eine Spende abzulehnen, wenn sie mutmaßen oder entdecken, dass bei ihnen der ein oder andere Risikofaktor besteht. (Allerdings kann man in aller Regel davon ausgehen, dass die Blutuntersuchung bei der Blutbank entsprechende Infektionen aufdeckt.)

Außerdem sollten an dieser Stelle auch noch ein paar technische Probleme erwähnt werden, die bei bekanntem Spenderblut Beachtung finden. Zunächst einmal muss das Blut kompatibel sein. (Nur, weil ein Mensch zur gleichen Familie gehört, bedeutet das noch lange nicht, dass er oder sie die gleiche Blutgruppe hat wie man selbst.) Außerdem muss das Blut auf Krankheiten hin untersucht werden wie jedes andere Blut auch. Das dauert normalerweise ein paar Tage, sodass die Möglichkeit besteht, dass das bekannte Spenderblut in einem Notfall nicht rechtzeitig parat ist (und solch ein Notfall ist immerhin der einzige Umstand, bei dem Gynäkologen eine Transfusion vornehmen müssen).

Bislang gibt es nur wenige Studien, die die Sicherheit bekannter Blutspenden mit denen anonymer Blutspenden vergleichen. Ein deutscher Aufsatz gibt jedoch zu bedenken, dass die Infektionsrate bei bekannten Blutspendern größer ist. (Die Ergebnisse dieser Studie wurden jedoch dadurch verkompliziert, dass u. a. eine spezifische Einwanderergruppe betrachtet wurde, die eher zu bekannten Blutspenden neigte.) Trotzdem sollte diese Überlegung diejenigen zur Vorsicht mahnen, die darüber nachdenken, einen Familienangehörigen um eine Blutspende zu bitten.

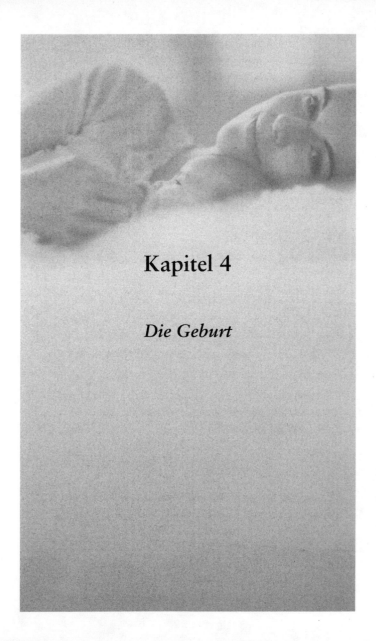

Kapitel 4

Die Geburt

Die Fruchtblase

Mythos
45

Eine »trockene« Geburt ist gefährlich.

Dieser Mythos geht davon aus, dass es ein Risiko darstellt, wenn die Geburt erst erfolgt, nachdem die Fruchtblase geplatzt ist. Zwar entspringt diese Annahme einer natürlichen Sorge um das Baby, doch die Furcht vor einer Geburt nach dem Platzen der Fruchtblase ist weitgehend fehl am Platze. Die moderne Medizin war bislang in der Lage, mit derlei Geburtsumständen recht effektiv umzugehen. Gynäkologen sprechen hier von einem vorzeitigen Blasensprung; bei reifen Schwangerschaften tritt er in etwa 10 Prozent aller Fälle auf. Bei den meisten Frauen setzen danach innerhalb von 24 Stunden die Wehen ein.

Solange die Fruchtblase in einem Zeitrahmen von 14 Tagen vor oder nach dem errechneten Entbindungstermin platzt, treten in der Regel keine Komplikationen auf. Nach einem Platzen der Fruchtblase besteht zwar die erhöhte Gefahr einer Infektion, doch dieses Risiko steigt nur sehr langsam, je mehr Zeit nach dem Blasensprung vergeht. Die Infektion – das so genannte Amnioninfektionssyndrom – lässt sich sowohl bei der Mutter als auch beim Baby leicht behandeln, nur in Einzelfällen hat es schon Ausnahmen gegeben. Für reife Föten stellt auch die Tatsache, dass sie und die Nabelschnur nicht länger von Flüssigkeit umgeben und geschützt sind, keinerlei Gefahr dar. Da es jedoch gelegentlich zu Problemen kommen kann, sollten schwangere Frauen bei einem vorzeitigen Blasensprung unbedingt ihren Arzt oder das Krankenhaus informieren. Zwar besteht in der Regel keine unmittelbare Gefahr, trotzdem bedarf es der sofortigen Untersuchung und der Überwachung durch medizinisch geschultes Personal.

Mythos 46

Bei einer Frau, deren Fruchtblase in der ersten Schwangerschaft vor dem Einsetzen der Wehen geplatzt ist, ist es wahrscheinlich, dass sich dies in den darauf folgenden Schwangerschaften wiederholt.

Wenn ein vorzeitiger Blasensprung mehr als vierzehn Tage vor dem errechneten Entbindungstermin erfolgt, erhöht dies bekanntermaßen das Risiko für die betroffene Frau, dass diese Komplikation auch in der darauf folgenden Schwangerschaft auftritt. Wie oben dargelegt, erleiden etwa 10 Prozent aller Schwangeren einen Blasensprung vor dem Einsetzen der Wehen; nur bei zwei Prozent erfolgt der vorzeitige Blasensprung zu früh. Vorzeitige Blasensprünge, die mit einer Frühgeburt einhergehen, wurden bislang aufgrund des erhöhten Risikos für die betroffene Frau, dass ihre darauf folgende Schwangerschaft einen ähnlichen Verlauf nimmt, am besten erforscht. Ich habe allerdings nur einen einzigen Aufsatz gefunden, der sich mit der Frage beschäftigte, wie hoch das Risiko eines vorzeitigen Blasensprungs zum errechneten Entbindungstermin ist, wenn bei einer früheren Schwangerschaft die Geburt auf diese Weise begann. Dieser Bericht legt dar, dass bei Müttern, die zu dieser Gruppe von Gebärenden gehören, die Wahrscheinlichkeit, noch einmal einen vorzeitigen Blasensprung zu erleben, zweimal so hoch ist wie die der Mütter, die in einer vorherigen Schwangerschaft keinen vorzeitigen Blasensprung hatten.

Die Kernaussage ist Folgende: Bei Frauen, die um den errechneten Geburtstermin einen vorzeitigen Blasensprung haben, steigt die Wahrscheinlichkeit, dass die zweite Geburt einen ähnlichen Verlauf nimmt. Trotzdem besteht kaum ein Risiko. Denn die Chance, dass ihre Fruchtblase vor dem Einsetzen der Wehen platzt, beträgt nur 20 Prozent. Mit anderen Worten, die Chance, dass es nicht passiert, liegt immer noch bei 80 Prozent. Das Risiko eines vorzeitigen Blasensprungs hat weder etwas mit dem mütterlichen Alter noch mit der Anzahl früherer Schwangerschaften zu tun.

Schmerzlindernde Mittel während der Schwangerschaft

Mythos 47

Schmerzmittel während der Wehen sind gefährlich und sollten vermieden werden.

Präparate wie Morphium werden gemeinhin benutzt, um die Schmerzen während der Wehen (genauso wie nach einer Operation) zu lindern. Welche Gefahren ergeben sich durch den Einsatz von Opiaten für die entbindende Frau? Bevor wir uns die Gefahren genauer ansehen, bleibt zu betonen, dass die meisten Ärzte die Ansicht vertreten, dass die häufig notwendige Erleichterung und die daraus resultierenden Vorteile das Risiko, das derlei Medikationen in sich bergen, bei weitem aufwiegen.

Die Hauptgefahr besteht darin, dass die schmerzlindernden Mittel die Atmung hemmen. Narkotika, die in hohen Dosen verabreicht werden, sind in der Regel deshalb tödlich, weil sie das Atemzentrum des Gehirns lähmen, sodass der Patient schließlich zu atmen aufhört. Glücklicherweise ist der Unterschied zwischen einer tödlichen Dosis und der, die benötigt wird, um den Schmerz zu lindern, groß genug, dass ich mich bei den tausenden von entbindenden Patientinnen, die ich beobachtet habe, nicht an einen einzigen Fall erinnern kann, bei dem die Atmung der Mutter ausgesetzt hat.

Doch das Medikament, das der Mutter verabreicht wird, geht auf das Baby über. Aus diesem Grund geben Gynäkologen schmerzstillende Mittel erst kurz vor der Geburt, denn die Atmung des Neugeborenen können sie durchaus behindern. Wie oben bereits erwähnt, tritt dieses Problem in der Praxis nur selten auf. Zudem wissen sowohl Hebamme als auch die im Kreißsaal anwesenden Ärzte genau, wie sie dem Neugeborenen im Zweifel beim ersten Atemzug helfen können. Und schließlich gibt es Medikamente, die – falls es notwendig werden sollte – sowohl bei der Mutter als auch beim Kind die Wirkung des Narkotikums umkehren können. Somit kann man das Risiko ernster Gesundheitsgefahren, die durch den Einsatz von Narkotika während der Wehen entstehen können, als verschwindend gering einstufen.

Mythos 48

*Eine Periduralanästhesie
hat häufig
Lähmungserscheinungen zur Folge.*

Natürlich kann eine Periduralanästhesie (PDA) durchaus Komplikationen nach sich ziehen, aber im Allgemeinen sind ernsthafte Verletzungen oder sogar die Todesfolge extrem selten.

Der medizinische Laie befürchtet oft, dass Lähmungserscheinungen ein häufiges Problem sind, da bei diesem Eingriff eine Nadel in das im Wirbelkanal verlaufende Rückenmark eingeführt wird, um die Reizleitung der Rückenmarksnerven zu blockieren.

In zwei getrennten Versuchsreihen wurden jeweils mehr als 10 000 Patientinnen mit einer PDA betäubt, und in keinem einzigen Fall kam es zu nennenswerten Nervenschädigungen. Die statistische Wahrscheinlichkeit, dass es infolge einer PDA zu einer Lähmung kommt, beträgt zwei von 10 000. Zum Vergleich: Jährlich hat einer von 6000 Autofahrern einen tödlichen Unfall. (Verletzungen mit Lähmungsfolge sind beim Autofahren ungleich höher.)

Mythos
49

*Es besteht ein grundlegender Unterschied
zwischen den spezifischen Narkotika,
die in der Regel bei Wehen und bei der Geburt
verschrieben werden.*

Häufig sagen meine Patientinnen zu mir: »Man hat mir geraten, Sie nach dem Mittel zu fragen, das Sie während der Wehen und der Entbindung einsetzen.« Wenn ich dann antworte: »Fentanyl«, ernte ich meist nur verständnislose Blicke. Zur Erklärung sei zunächst angemerkt, dass sämtliche Narkotika ein paar gemeinsame Eigenschaften haben: Sie können Atemlähmungen verursachen, und sie verändern (d. h. verringern) die Schmerzwahrnehmung. In gewissem Ausmaß haben sie auch die gleichen Nebenwirkungen: Ruhigstellung und Übelkeit. Einige Hersteller von Narkotika behaupten zwar, dass ihr Mittel weniger Nebenwirkungen habe als andere, in der Praxis kann jedoch jedes Opiat nachteilige Effekte haben. Der Anästhesist in der Entbindungsklinik kennt die wichtigen Unterschiede in Dosierung, Art der Verabreichung, Zeitpunkt der Verabreichung und der Wirkungsdauer. Wenn sich eine Patientin natürlich daran erinnern kann, dass ihr von einem speziellen Mittel besonders übel geworden ist, wird er mit Sicherheit versuchen, ein anderes Mittel zu wählen. In vielen Fällen kann jedoch das gleiche Präparat auch ein zweites Mal verabreicht werden. Oft hat es dann sogar weniger Nebenwirkungen, da der Zustand der Patientin sich von einer Schmerzepisode zur nächsten verbessert hat.

Mythos 50

Die Periduralanästhesie ist sicherer als die Injektion eines Betäubungsmittels.

Auch dieser Mythos hat seine Wurzeln in den – sicherlich wohlmeinenden – Ratschlägen, die in den meisten Geburtsvorbereitungskursen erteilt werden. Die Annahme, dass eine »PDA sicherer ist als die Injektion eines Narkotikums« ist falsch. Tatsächlich ist sogar das Gegenteil der Fall. Die Implikation des oben genannten Mythos ist, dass eine Injektion auf jeden Fall vermieden werden sollte. Zwar sind beide Methoden der Schmerzlinderung so sicher, dass vernünftige Menschen während der Wehen beide verlangen können, doch die Risiken einer PDA sind – insbesondere was die Risiken für den Fötus anbetrifft – eindeutig höher als die einer Injektion.

Das lässt sich schon daran ablesen, wie unterschiedlich die Betreuung der Patientin während der Verabreichung ist. PDAs werden von einem Anästhesisten vorgenommen, und zwar über einen in die Punktionsstelle eingeführten Katheter, der den schnellen Zufluss des Medikaments ermöglicht. Außerdem wird die Patientin an einen Monitor angeschlossen, um ihre Herzfrequenz zu überwachen. In dem Krankenhaus, in dem ich gegenwärtig arbeite, muss außerdem ständig ein Gynäkologe anwesend sein, damit er im Zweifelsfall sofort verfügbar ist. Narkoseinjektionen hingegen werden normalerweise durch Hebammen verabreicht, ohne Katheter und ohne dass der Arzt sich in unmittelbarer Nähe aufhält.

Die Wehen

Mythos
51

Körperliches Training kann sich entscheidend auf den Wehenverlauf auswirken.

Ganz gewiss ist es vernünftig, während der Schwangerschaft ein gewisses Maß an Kondition beizubehalten und weiterhin Sport zu treiben. Regelmäßiger Sport vermindert die Anfälligkeit für Krankheiten und Verletzungen und verbessert das Wohlbefinden. Unglücklicherweise hat er jedoch wahrscheinlich nur wenig bis gar keine Auswirkungen auf den Beginn, die Dauer und die Schmerzhaftigkeit der Wehen.

Im ersten Stadium der Wehen bewirken die Kontraktionen der Gebärmutter die Öffnung des Muttermundes und das Absinken des Fötus ins Becken. Die Gebärmutter besteht aus Muskeln, über die die Frau keine bewusste Kontrolle hat. Es gibt keine Übung oder vorbereitende Maßnahme, die die Gebärmutter auf irgendeine Weise beeinflussen kann.

Das zweite Stadium der Wehen beginnt, wenn der Muttermund vollkommen geöffnet ist und es ist erheblich komplizierter. Während dieser Wehenphase kann die Mutter durchaus einiges tun, um die Entbindung zu beschleunigen. Ein Teil dessen ist das »Pressen«, bei dem die Patientin den Atem anhält und nach unten drückt. Diese Maßnahme dient dazu, den Druck auf den Bauch zu erhöhen, und wie es scheint haben die mütterlichen Anstrengungen einige Auswirkungen auf die Länge dieser Wehenphase. Trotzdem ist es unmöglich (und auch nicht ratsam), diese austreibenden Bemühungen zu üben, bevor es tatsächlich notwendig ist.

Die Frage ist also, ob eine Frau, die regelmäßig Sport treibt, um ihre Bauchmuskulatur zu straffen, einen Vorteil vor einer Frau hat, die diese Übungen nicht absolviert? Die Antwort darauf ist unbekannt, obwohl einige Anmerkungen an dieser Stelle angebracht sind: Zunächst einmal ist es in einem späten Stadium der Schwangerschaft nicht mehr empfehlenswert, auf dem Rücken zu liegen. Deshalb fallen Sit-ups und ähnliche Übungen während dieser Schwangerschaftsphase schon einmal flach. Zum zweiten ist das Pressen im zweiten Wehenstadium sehr ermüdend. Man kann sich also denken, dass Frauen, die ansonsten über eine gute Kondition verfügen, einen Vorteil haben. Es gibt zu diesem Thema zwar keine wissenschaftlichen Untersuchungen, doch der gesunde Menschenverstand sagt, dass körperliche Betätigung durchaus Vorzüge hat. Meine Beobachtungen entbindender Frauen haben jedoch ergeben, dass Motivation und Selbstdisziplin während der wenigen Stunden des Pressens erheblich wichtiger sind als Kondition. Beides wird gefördert, wenn die Betreffende gut informiert ist, weshalb ich ein absoluter Befürworter von Geburtsvorbereitungskursen bin. Ich persönlich habe nicht das Gefühl, dass ich vorhersagen kann, wer während der zweiten Wehenphase erfolgreich ist, egal wie gut ich die Patientin kenne.

Schließlich und endlich wird in der Fachwelt darüber diskutiert, wie man sich durch Dehnung, Massage mit Öl und Beckenbodenübungen auf die vaginale Öffnung vorbereiten kann. Diese Maßnahmen wurden bislang noch nicht wissenschaftlich untersucht, sodass unbekannt ist, ob sie von Nutzen sind. (Damit will ich keineswegs sagen, dass sie nicht von Nutzen sind; vielleicht helfen sie tatsächlich, vielleicht sind sie im Gegenteil sogar schädlich – wir wissen es einfach nicht.) In der Praxis fällt es schwer, sich vorzustellen, dass man im Vorfeld viel tun kann, um die Schmerzen zu lindern, wenn das Objekt, das durch die vaginale Öffnung strebt, ein Knochengebilde mit einem Umfang von 35 cm ist – der Kopf des Babys nämlich.

Zusammenfassend sei bemerkt, dass schwangere Frauen weiterhin Sport treiben sollten, um die eigene Lebensqualität und ihre Lebenserwartung zu erhöhen. Die Schwangerschaft sollte auch niemanden, der diese Ziele verfolgt, davon abhalten, mit einem Sportprogramm zu beginnen. Aber als Maßnahme zur Wehenerleichterung ist Sport nicht besonders sinnvoll.

Mythos 52

Wehen, die im Rücken auftreten, sind besonders schmerzhaft.

Dieser Mythos formuliert die Überzeugung, dass Wehen, die man hauptsächlich im Rücken – und nicht im Bauchbereich spürt, besonders schmerzhaft sind. Bei Laien ist diese Ansicht sehr verbreitet, und von manchen Leiterinnen der Geburtsvorbereitungskurse wird sie auch noch weitervermittelt. Doch besteht dafür keinerlei wissenschaftliche Untermauerung. Infolgedessen bin ich gezwungen, mich auf meine eigenen Beobachtungen zu verlassen. Immerhin war ich bei tausenden von Geburten dabei. Ich bin der Meinung, dass der Wehenschmerz von Frau zu Frau und von Schwangerschaft zu Schwangerschaft so unterschiedlich ist, dass man kaum verallgemeinernde Aussagen machen kann. Wehen können eben extrem schmerzhaft sein, egal ob sie sich nun eher im Rücken oder im Bauchbereich bemerkbar machen. Ich betone aber, dass die Anmerkungen, die ich an dieser Stelle zum Thema mache, rein spekulativ sind – zweifellos würden mir einige Ärzte durchaus widersprechen. Doch bis wissenschaftliche Studien nicht das Gegenteil beweisen, ist gegenüber der Theorie, dass Wehen, die vornehmlich im Rücken auftreten, besonders schmerzhaft sind, Skepsis angebracht. Das Schreckgespenst der schmerzhaften »Rückenwehen« leistet nur das eine: Es jagt werdenden Müttern unnötig Angst ein – Angst vor etwas, das bislang durch keine wissenschaftliche Untersuchung bestätigt werden konnte.

Mythos 53

Babys in Rückenlage verursachen Wehen im Rückenbereich.

Auch diese Behauptung ist eine Quelle der Angst für werdende Mütter, über die die medizinische Fachliteratur nur wenig zu sagen hat. Der Begriff »posterior« bedeutet, dass der Rücken des Fötus dem mütterlichen Rücken näher liegt als der mütterlichen Bauchdecke. Es gibt keinen Beweis, der die Idee unterstützt, dass Babys, die so liegen, bei den Wehen mehr Schmerzen im Rücken- als im Bauchbereich verursachen.

Mythos 54

Bewegung ist wehenfördernd.

So sehr ich es auch versucht habe, ich konnte buchstäblich in keinem gynäkologischen Text Informationen zu diesem Thema finden. Auch eine Computerrecherche ergab nur wenig Informationen dazu. Ein paar Fachleute meinten, dass Bewegung gegebenenfalls helfen könnte, andere wiederum konnten keinen Nutzen darin sehen. Skepsis ist also durchaus angebracht. Im Augenblick muss man den Gedanken, dass das Gehen (oder besser gesagt: Die Schwerkraft) den Verlauf der Wehen beeinflusst, als reine Spekulation betrachten. Als Gynäkologe halte ich es natürlich für besonders wichtig, meine Patientinnen aufzuklären. Ich will verhindern, dass eine Frau wehenfördernde Mittel ablehnt, weil sie glaubt, dass die Wehen sich schon von selbst steigern werden, wenn sie nur lange genug herumläuft. Obwohl es teilweise sehr energisch propagiert wird, ist Bewegung kein wirklich effektiver Weg, um die Wehen zu beschleunigen. Lassen Sie mich als Randbemerkung hinzufügen, dass ich damit nicht sagen will, dass Herumlaufen keinen Wert hat. Zu Beginn der Wehen halte ich es für eine gute Methode, die Zeit zu überbrücken, und insofern ist es bestimmt nützlich.

Mythos 55

*Bei einem Dammriss ist der Wundschmerz
weniger stark als bei einem
Dammschnitt (oder umgekehrt).*

In den vergangenen Jahren sind Dammschnitte insgesamt recht kontrovers diskutiert worden. Sind sie sinnvoll und notwendig? Das Thema, das mich an dieser Stelle am meisten interessiert, ist das der Schmerzen, unter denen eine Frau nach der Geburt leidet. Es ist meine feste Überzeugung, dass das Maß an Schmerz, das während der Rekonvaleszenz erlebt wird, vollkommen unvorhersagbar ist und nicht davon abhängig, ob der Damm einer Patientin gerissen ist oder ob ein chirurgischer Schnitt vorgenommen wurde. Es ist natürlich wünschenswert, Riss oder Schnitt so klein wie möglich zu halten. Aber ich habe herausgefunden, dass manche Patientinnen mit einem kleinen Dammschnitt mehr Schmerzen hatten als andere, die bis zum After gerissen waren.

Im Einklang mit dieser persönlichen Beobachtung steht die einzige Studie, die ich zu diesem Thema gefunden habe: Bei 93 Erstgebärenden in Australien, die vaginal entbunden hatten, konnten die Autoren keinen Unterschied im Schmerzaufkommen feststellen zwischen denen, bei denen ein Dammschnitt vorgenommen worden war und denen, wo das nicht der Fall war. Bemerkenswert ist die Tatsache, dass von den 35 Frauen, bei denen kein Dammschnitt vorgenommen wurde, trotzdem 24 genäht werden mussten. Sieben hatten Risse, die nicht genäht werden mussten. Der Rest war nicht gerissen.

Entbindung

Mythos 56

Im Krankenhaus wird zu Beginn der Wehen die Schambehaarung rasiert und ein Einlauf verabreicht.

Irgendwann im Verlauf der letzten 15 Jahre hat man aufgehört, diese Maßnahmen im Krankenhaus routinemäßig vorzunehmen. Aus irgend einem Grund fühlen sich manche Leiterinnen von Geburtsvorbereitungskursen trotzdem berufen, daraus eine große Sache zu machen. Doch in den meisten Krankenhäusern werden die Schamhaare unter normalen Umständen niemals rasiert, und Einläufe werden in der Regel weniger häufig angeboten als selbst von den Patientinnen verlangt. Allerdings ist ein Einlauf zu Beginn der Wehen bei manchen Frauen vielleicht gar keine schlechte Idee, denn bei der Geburt wird der Stuhl im Mastdarm herausgepresst.

Mythos 57

Der Einsatz von Saugglocke und Zange ist gefährlich und sollte grundsätzlich vermieden werden.

Zunächst einmal sei darauf hingewiesen, dass sich die medizinische Praxis im Kreißsaal in den vergangenen drei Jahrzehnten entscheidend verändert hat. Statt eine schwierige (und möglicherweise gefährliche) Zangengeburt zu riskieren, neigen Gynäkologen heutzutage dazu, einen Kaiserschnitt vorzunehmen. Dies ist möglicherweise einer der Gründe, warum die Kaiserschnittrate in den letzten Jahren gestiegen ist. Zwar ist gegen diese Veränderung in der gynäkologischen Praxis nichts einzuwenden, doch sei trotzdem folgendes angemerkt: Auch wenn die kompliziertere, von Instrumenten unterstützte Vaginalgeburt mehr und mehr der Vergangenheit angehört, ist der Einsatz von Zange und Saugglocke vollkommen unbedenklich.

Meist kommen sie zum Zuge, weil man der Mutter helfen will, wenn die Presswehen allzu lang dauern, die Energie der Gebärenden nachlässt und eine Vaginalgeburt trotzdem keine Risiken in sich birgt. In der Regel vermeidet man es jedoch, dem Fötus, der hoch im Becken sitzt oder dem, der sich drehen muss, um sich durch den Geburtskanal zu schieben, mit den betreffenden Instrumenten dabei zu helfen. Der Trend, die Intervention aufzuschieben, bis der Fötus etwas tiefer in den Geburtskanal eingedrungen ist, hat die Sicherheit von Zange und Saugglocke so weit erhöht, dass kein vermehrtes Risiko für den Fötus besteht. Das haben Studien in der Folge dieser so genannten operativen Entbindungen ergeben: So wurden bei einem Feldversuch 32 000 Siebzehnjährige untersucht. Der durchschnittliche IQ derjenigen, die mit Hilfe von Zange oder Saugglocke zur Welt gekommen waren, unterschied sich in nichts von dem derjenigen, bei denen die Mutter ohne Hilfe vaginal entbunden hatte oder wo ein Kaiserschnitt durchgeführt worden war.

KAISERSCHNITT

Mythos 58

Ein Besorgnis erregender Zustand des Neugeborenen ist die häufigste Ursache für einen Kaiserschnitt.

Wenn nach der Geburt die Atemtätigkeit des Neugeborenen nicht in Gang kommt oder wieder aussetzt, so bezeichnet man diesen Zustand zwischen Leben und Tod als höchst besorgniserregend. Der Atemstillstand führt zu Sauerstoffmangel und Kohlensäureüberladung des Blutes, wodurch Herz, Kreislauf und zentrales Nervensystem beeinträchtigt werden.

Der oben genannte Mythos geht davon aus, dass ein Kaiserschnitt häufig dann erfolgt, wenn zu befürchten ist, dass das Kind ohne medizinischen Eingriff unter Sauerstoffmangel leiden würde, weil sich die Wehen über einen beträchtlichen Zeitraum hinziehen. Dieses Konzept scheint auf den ersten Blick etwas vage zu sein, und in der Tat ist die Beziehung zwischen neurologischen Schäden und Sauerstoffmangel während der Wehen noch nicht genau erforscht. (Lesen Sie hierzu auch die Diskussion zum Thema angeborene Fehlbildung und zerebrale Bewegungsssstörung [Zerebralparese] auf den Seiten 136 und 138.)

Mitte der achtziger Jahre war die Kaiserschnittrate deshalb so hoch, weil man diesen Eingriff bei Müttern, die schon einmal auf diese Weise entbunden hatten, automatisch wieder vornahm. Die statistische Häufung der Kaiserschnittrate bei diesen Frauen mag geringer werden, je mehr Ärzte und Patientinnen es bei der zweiten Schwangerschaft nach einem solchen Eingriff befürworten, sich den Strapazen der Wehen zu unterziehen. Der zweithäufigste Grund für eine Sectio ist eine Stagnation der Wehentätigkeit. Sauerstoffmangel beim Kind steht als Ursache für einen Kaiserschnitt erst an dritter Stelle. Die statistischen Zahlen Mitte der achtziger Jahre sahen folgendermaßen aus: Auf 100 Entbindungen kamen 25 Kaiserschnitte, von denen neun Frauen auch in der vorherigen Schwangerschaft per Kaiserschnitt entbunden hatten, bei acht Frauen waren die Wehen zu schwach und bei zweien litt das Kind unter Sauerstoffmangel. Anders formuliert: Bei einer Frau, die noch nie zuvor per Kaiserschnitt entbunden hat, stehen die Chancen, ihr Kind auf diese Weise zur Welt bringen zu müssen, eins zu sechs. Doch die Wahrscheinlichkeit, dass eine Sectio durchgeführt werden muss, weil der Fötus während der Wehen nicht genügend Sauerstoff bekommt, beträgt lediglich eins zu fünfzig.

Mythos 59

*Eine Frau, die schon einmal
an Genitalherpes erkrankt war, wird voraussichtlich
per Kaiserschnitt entbinden müssen.*

Genitalherpes sind der Fluch eines jeden Gynäkologen. Häufig verursachen sie den betroffenen Patientinnen mehr emotionalen Stress als andere durch den Geschlechtsverkehr übertragene Erkrankungen. Für den Arzt ist das umso merkwürdiger, da er genau weiß, dass andere Geschlechtserkrankungen wie Tripper, Chlamydien und Warzen am Muttermund erheblich schlimmere Auswirkungen haben können. Tatsächlich hängt Herpes mittlerweile der Mythos einer »gefürchteten Krankheit« an. Bei näherer Betrachtung wird sehr schnell deutlich, dass Patientinnen, die an Herpes erkranken, nur sehr wenig Langzeitschäden zu befürchten haben. Das Virus verursacht keine Unfruchtbarkeit, ebenso wenig wie es Krebs hervorruft. Und abgesehen von dem gelegentlichen Auftreten schmerzhafter Bläschen auf dem Damm hat es keinerlei gesundheitsschädliche Auswirkungen zur Folge. Ein wiederholtes Auftreten ist normalerweise erheblich weniger unangenehm als der erste Ausbruch.

Im Zusammenhang mit der Herpes-Legende unterliegen viele Frauen der irrtümlichen Vorstellung, dass sie nur durch Kaiserschnitt entbinden können, um das Kind nicht zu gefährden. Es stimmt, dass eine Herpesinfektion für das Neugeborene katastrophale Folgen hat: Ungefähr die Hälfte der betroffenen Kinder stirbt daran, und fast die Hälfte der Überlebenden erleidet dauerhafte Nervenschädigungen. Trotzdem wird gegenwärtig in der medizinischen Literatur ein Kaiserschnitt nur für Frauen empfohlen, die zum Zeitpunkt der Geburt sichtbare Herpesbläschen an den Genitalien aufweisen oder bei denen ein vorzeitiger Blasensprung vorliegt. Man schätzt, dass die Krankheit nur bei zwei bis fünf Prozent aller von Genitalherpes befallenen Patientinnen zum Zeitpunkt der Wehen zum Ausbruch kommt. In der Praxis sind also die meisten an Genitalherpes erkrankten Frauen in der Lage, vaginal zu entbinden.

In der medizinischen Literatur zum Thema Genitalherpes wird zwei Faktoren, über die man sich in der Fachwelt durchaus einig ist, meiner Ansicht nach zu wenig Rechnung getragen: Zum einen erkrankt in den Vereinigten Staaten nur etwa eines von 10 000 Neugeborenen an einer

Herpesinfektion (das Risiko ist also ähnlich niedrig wie die Wahrscheinlichkeit, dass die Mutter bei der Geburt stirbt – halb so hoch wie das Risiko, durch einen Autounfall ums Leben zu kommen). Hinzu kommt, dass die Mehrzahl der Babys, die tatsächlich an einer Herpesinfektion erkranken, Mütter haben, die ihrerseits keinerlei Herpes haben und zum Zeitpunkt der Entbindung auch keinerlei Bläschen aufweisen. Glücklicherweise kommt Herpes in jedem Fall äußerst selten vor, ob die Mutter nun selbst an Genitalherpes erkrankt ist oder nicht – und egal, welche Entbindungsform gewählt wird.

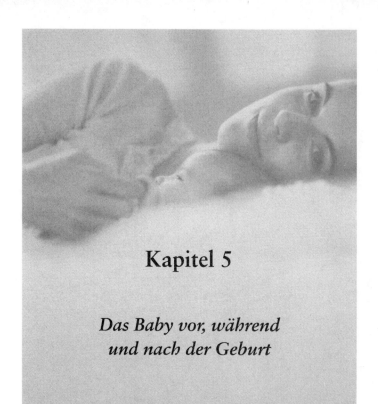

Kapitel 5

Das Baby vor, während und nach der Geburt

Welches Geschlecht wird das Baby haben?

Mythos
60

Die Pulsfrequenz des Fötus gibt Aufschluss über sein Geschlecht.

Meine Patientinnen oder ihre Ehemänner sind zumeist fest davon überzeugt, dass ich das Geschlecht des Babys kenne, gleichgültig, wie häufig ich ihnen das Gegenteil versichere. Ihren Ursprung hat diese Vorstellung u. a. im Mythos über die Pulsfrequenz des Fötus. Interessanterweise ist es mir bislang nicht gelungen, die einzelnen Vermutungen auf einen gemeinsamen Nenner zu bringen: Ich weiß bis heute noch nicht, ob ein »schneller« Herzschlag bedeutet, dass es ein Junge wird, oder ob in einem solchen Fall ein Mädchen zu erwarten ist. Ich weiß noch nicht einmal, wie sich in diesem Zusammenhang ein »schneller« Puls definiert. Trotzdem besteht die beste Methode, um diesen Mythos zu demontieren, darin, zunächst einmal davon auszugehen, dass er der Wahrheit entspricht. Was, wenn männliche und weibliche Föten tatsächlich eine unterschiedliche Pulsfrequenz hätten? Könnte eine Überprüfung des Herzschlags in der Praxis oder zu Hause das Geschlecht des Kindes zuverlässig voraussagen?

Die erste schlechte Nachricht für Anhänger dieses Mythos ist, dass Ärzte erwiesenermaßen nicht in der Lage sind, die Pulsfrequenz durch bloßes Abhorchen zu ermitteln. In einer Untersuchung wurden 15 Gynäkologen gebeten, die Pulsfrequenz von einer Reihe auf Tonband aufgenommener Herzschläge zu ermitteln. Die Ergebnisse variierten beträchtlich. Bei 180 Schlägen pro Minute unterschieden sich die Schätzungen um 60 Schläge pro Minute und mehr. Es ist also offensichtlich, dass ohne eine computerunterstützte Untersuchung (die in der gynäkologischen Praxis erst im letzten Stadium der Schwangerschaft erfolgt) die fötale Pulsfrequenz nicht genau ermittelt werden kann. Im Allgemeinen wird bei der gynäkologischen Untersuchung nämlich lediglich festgestellt, ob das Herz des Fötus *überhaupt* schlägt – und nicht, wie häufig es dies tut. In den ersten Monaten ist der Herzschlag des Babys mithin nicht verlässlich als schnell oder langsam einzustufen. Also wäre die Beobachtung ohnehin bedeutungslos, selbst wenn die Pulsfrequenz tatsächlich Aufschluss über das Geschlecht des ungeborenen Kindes geben könnte.

Kehren wir nun zu unserer Anfangsthese zurück, dass ein Unterschied in der durchschnittlichen Herzfrequenz von Jungen und Mädchen besteht.

Um der Argumentation willen stellen wir uns zunächst eine Studie vor, in der die Herzfrequenz von 10 000 männlichen und 10 000 weiblichen Föten gemessen wird, und zwar in der 32. Schwangerschaftswoche und über einen Zeitraum von sechs Stunden. (In einer solchen Studie würde das Geschlecht bei der Geburt rückwirkend festgehalten.) Lassen Sie uns ferner annehmen, dass die Studie bei Jungen eine durchschnittliche Pulsfrequenz von 142, und bei Mädchen eine von 138 ergeben hat. Könnte man auf der Basis dieser Informationen das Geschlecht von Mrs. Jones' Baby vorhersagen? Mit einem Wort: Nein. Einige Jungen haben einen Durchschnittspuls von 130, während manche Mädchen sogar auf 150 kommen. Selbst wenn diese Durchschnittswerte unterschiedlich wären, es gäbe so viel Überlappungen innerhalb der beiden Gruppen, dass die Voraussage des Geschlechts bei einem bestimmten Baby auch nicht viel zuverlässiger wäre als das Werfen einer Münze.

Hinzu kommen ein paar weitere Faktoren, die die Voraussage des Geschlechts sogar noch unmöglicher machen. Es ist allgemein bekannt, dass sich die Pulsfrequenz von Föten von einer Minute zur nächsten verändern kann. Tatsächlich kennt man diese Flexibilität so genau, dass man zwischen kurzfristigem und »Dauerpuls« unterscheidet. Selbst wenn man in der Minute des Abhorchens oder der Ultraschalldiagnose die Pulsfrequenz genau festlegen könnte, würde der Wert sich doch ständig verändern – je nach Zeitpunkt der Untersuchung. Außerdem weiß man, dass der Puls des Fötus im letzten Schwangerschaftsdrittel etwas langsamer wird. So kann ein und dasselbe Baby in der 36. Woche eine völlig andere Pulsfrequenz haben als in der 28. Woche.

Meines Wissens existiert keine Studie, die auch nur den Versuch unternommen hat, nachzuweisen, dass die Pulsfrequenz des Fötus Aufschluss über dessen Geschlecht geben kann. Ich habe sogar ein ganzes Buch über die Überwachung des Fötus konsultiert, aber weder im Index noch im Textteil konnte ich einen Hinweis auf das Geschlecht finden! Meine Antwort auf die These, dass eine unterschiedliche Pulsfrequenz ein Hinweis auf das Geschlecht des Fötus sein kann, lautet also: Es ist nicht bekannt, ob das stimmt. (Um genau zu sein: Mein weiß auch nicht, ob es nicht stimmt, denn die oben genannte Fantasiestudie wurde nie durchgeführt.) Doch selbst wenn männliche und weibliche Föten tatsächlich eine unterschiedliche Pulsfrequenz hätten, wäre das immer noch unerheblich, denn:

1. können Ärzte den Puls durch reines Abhorchen gar nicht genau messen.
2. Wenn ein solcher Unterschied existieren würde, gäbe es so viele Überlappungen zwischen den Geschlechtern, dass die Voraussage immer noch ungenau bliebe.

3. Die Herzfrequenz eines einzelnen Fötus verändert sich von einem Augenblick zum anderen beträchtlich.
4. Im Verlauf der Schwangerschaft wird der Durchschnittspuls des Kindes im Mutterleib langsamer.

Mythos 61

Das Aussehen des Bauches gibt Aufschluss über das Geschlecht des Babys.

Genau wie bei dem Mythos über die Pulsfrequenz bin ich mir gar nicht genau darüber im Klaren, wie dieser Mythos hier genau zu formulieren ist – hat eine Mutter, deren Bauch besonders ausladend ist, größere Chancen, einen Jungen oder ein Mädchen zur Welt zu bringen? Die Antwort ist auch nicht weiter interessant, denn der Bauchumfang einer Frau gibt keinen Aufschluss darüber, wie das Geschlecht des Kindes in ihrem Bauch ist.

Das äußere Erscheinungsbild einer schwangeren Frau (und das ihres Bauches) ist von fünf offensichtlichen Charakteristika abhängig. Diese sind:

1. Größe,
2. Anfangsgewicht,
3. Gewichtszunahme,
4. Knochenbau und
5. die Länge der Schwangerschaft.

Und es ist unstrittig, dass keiner dieser fünf Faktoren irgendetwas mit dem Geschlecht des Fötus zu tun hat.

Mythos 62

Sodbrennen bedeutet, dass es sich um einen Jungen (oder um ein Mädchen) handelt.

Obwohl ich auch diese Äußerung schon Dutzende von Malen gehört habe, kann ich mich auch hier nicht daran erinnern, auf welches Geschlecht diese Beschwerden nun mutmaßlich hindeuten sollen. Deshalb muß es an dieser Stelle genügen, darauf hinzuweisen, dass diese Annahme – ebenso wie die oben genannten Äußerungen – nicht zutrifft. Sodbrennen ist ein häufiges Begleitsymptom bei Schwangerschaften. Es ist auf zwei Faktoren zurückzuführen: Zum einen leert sich der Magen während der Schwangerschaft langsamer, zum anderen drückt die Gebärmutter im letzten Schwangerschaftsdrittel von unten gegen den Magen. Die säurehemmenden Mittel, die es frei verkäuflich in jeder Apotheke zu kaufen gibt, sind unbedenklich und können gerade vor dem Schlafengehen beträchtliche Erleichterung bringen, denn zu diesem Zeitpunkt ist das Sodbrennen meist am stärksten.

Mythos 63

Der chinesische Geburtskalender kann das Geschlecht des Fötus erheblich genauer vorhersagen als andere Methoden.

Ein Radiosender in Chicago bot kürzlich einen »chinesischen Geburtskalender« feil. Für einen Dollar (der einem guten Zweck zugute kam) verschickte der Sender ihn an werdende Mütter und Väter, um ihnen bei der Vorhersage des Geschlechts ihres Babys zu helfen. Ich kannte diesen Kalender schon lange, denn zahlreiche Patientinnen hatten ihn im Verlauf der Jahre mit zu mir in die Praxis gebracht.

»Dieser Kalender entstammt einem kaiserlichen Grab in der Nähe Pekings. Ein chinesischer Wissenschaftler hat ihn entdeckt, nachdem er 700 Jahre im Grab verborgen war. Das Original liegt im Wissenschaftlichen Institut in Peking.« Es wird *behauptet*, dass die Genauigkeit des Kalenders von tausenden von Leuten bewiesen worden ist, und dass er mit 99-prozentiger Sicherheit eine zutreffende Voraussage machen kann. Übrigens würde er damit sogar die optimistischsten Schätzungen der Genauigkeit von Ultraschalluntersuchungen bei der Bestimmung des Geschlechts übertreffen.

Die Anweisung des Kalenders lautet wie folgt: »Ermitteln Sie das Geschlecht Ihres ungeborenen Babys, indem sie zunächst das Alter der Mutter zum Zeitpunkt der Entbindung (vertikale Achse) und anschließend den Monat der Empfängnis (horizontale Achse) kombinieren. Der Schnittpunkt zeigt Ihnen, ob es ein Junge oder ein Mädchen wird.«

Wenn ich Unsinn wie diesen lese, frage ich mich, ob ich nicht doch besser einen anderen Beruf hätte ergreifen sollen. Lassen Sie mich ein Beispiel herausgreifen: Wenn eine Mutter zum Zeitpunkt der Geburt 31 Jahre alt ist, dann sagt der Kalender bei den einzelnen Empfängnismonaten Januar bis Dezember folgendes Geschlecht voraus: m/w/w/w/w/w/w/w/w/w/w/m. Glücklicherweise war der Schelm, der diesen Kalender entwickelt hat, eine mathematische Niete, sodass man seine Arbeit schon durch einen kurzen Blick als Mythos entlarven kann. Die vereinfachende Annahme, dass die monatliche Geburtenrate über das Jahr verteilt immer ungefähr die gleiche ist, legt den Schluss nahe, dass Mütter, die im Alter von 31 Jahren entbinden, nur dann Jungen bekommen, wenn sie in den Monaten Januar oder Dezember empfangen. Dieser Kalender sagt somit voraus, dass die Gruppe der Frauen, die zum Zeitpunkt der Entbindung 31 Jahre alt sind, in 10 von 12 Fällen ein Mädchen zur Welt bringen – also in 83,3 Prozent aller Fälle. Die Vorstellung, dass 83,3 Prozent aller einunddreißigjährigen Frauen Mädchen zur Welt bringen müssen, ist genauso großer Unsinn wie der gesamte chinesische Geburtskalender.

In gewisser Weise ist der »Chinesische Geburtskalender« ein enttäuschender Schabernack. Wenn der Erfinder dieses Kalenders etwas schlauer gewesen wäre, hätte er für jedes mütterliche Alter 50 Prozent männliche und 50 Prozent weibliche Babys vorgesehen. Dann wäre es wenigstens *etwas* schwieriger gewesen, diesen Mythos als solchen zu entlarven.

Mythos 64

Sex vor dem Eisprung erhöht die Chance auf einen Jungen.

Dieser Mythos hat mir schon einigen Verdruss bereitet, denn er hat zu ein paar unerwarteten Ergebnissen geführt. Zunächst einmal ist vielleicht mehr als nur etwas Wahres dran. (Aber warum bezeichne ich ihn hier als Mythos, wenn es keiner ist?) Zum zweiten scheint es, dass eine

Empfängnis vor oder nach dem Eisprung mit dem erhöhten Risiko einer Fehlbildung beim Kind einhergeht. Somit ist das Thema deutlich komplizierter als es auf den ersten Blick erscheint.

Die Informationen über die Beziehung von Koitus und dem Zeitpunkt des Eisprungs kann man solchen Studien entnehmen, die ein Scheitern von natürlicher Verhütung durch zeitweise Abstinenz untersuchten. Diese Verhütungsmethode besteht darin, auf Geschlechtsverkehr zu verzichten, wenn die Frau fruchtbar ist. Natürlich besteht ein beträchtliches wissenschaftliches Interesse an der Auswertung der Schwangerschaften, zu denen es trotz dieser Verhütungsmethode kommt.

Es existiert der vorläufige Beweis, dass – anders als bei Intimverkehr unmittelbar vor dem Eisprung – bei einer Empfängnis, die etwa zwei Tage vor dem Eisprung erfolgt, die Wahrscheinlichkeit eines männlichen Kindes steigt. Gleichzeitig gibt es ein paar vorläufige Daten, die der Spekulation Vorschub geleistet haben, dass bei einer Empfängnis, die nicht in unmittelbarer zeitlicher Nähe zum Eisprung erfolgt, ein erhöhtes Risiko von Fehlgeburten und angeborenen Fehlbildungen besteht. Gegenwärtig sind deshalb zwei Schlussfolgerungen legitim: Es mag etwas Wahres an der Vorstellung sein, dass Geschlechtsverkehr vor dem Eisprung die Chancen, einen Jungen zur Welt zu bringen, erhöht. Es stimmt vielleicht auch, dass man durch eine bewusste Veränderung des Sexualverhaltens in diese Richtung das Risiko einer Fehlgeburt oder einer angeborenen Fehlbildung fördert. Doch das letzte Wort ist über beides noch nicht gesprochen. Zusammenfassend kann man nur eines sagen: Es ist eben nicht nett, Mutter Natur zum Narren halten zu wollen.

Die Gesundheit des Fötus

Mythos 65

Es ist empfehlenswert, schon vor der Geburt mit Kinderärzten zu sprechen, um zu entscheiden, welchem man später die medizinische Betreuung des eigenen Kindes anvertraut.

Im Folgenden schildere ich ausschließlich meine persönliche Ansicht zu diesem Thema und keine medizinischen Fakten. Trotzdem können sie ein nützliches Gegengewicht zu jenen Büchern und medizinischen Experten darstellen, die dafür plädieren, sich vorher mit Kinderärzten zu unterhalten, um besser entscheiden zu können, welchem man die medizinische Betreuung des Kindes anvertrauen soll.

Wie bei so vielen Entscheidungen im Leben, wie bei der Berufswahl, der Wahl der geeigneten Universität und sogar der Wahl des Lebenspartners, muss auch diese auf der Basis unvollständiger Informationen getroffen werden. Dabei fühlen sich manche Menschen extrem unbehaglich. Unglücklicherweise sind viele weitere sich dieser Wahrheit noch nicht einmal bewusst. Selbst eine relativ kleine Entscheidung wie die Wahl des richtigen Arztes muss getroffen werden, ohne dass man alle relevanten Fakten kennt. Mit anderen Worten, die Wahl ist mehr oder weniger willkürlich und vom Zufall abhängig.

Vier ebenso offensichtliche wie objektive Kriterien dürften jedoch bei der Auswahl eines Kinderarztes hilfreich sein. Er sollte ein approbierter Kinderarzt sein, sollte vielleicht sogar ein Bettenkontingent in dem Krankenhaus sein Eigen nennen, in dem Sie entbinden wollen. Seine Praxis sollte in der Nähe Ihrer Wohnung liegen und Ihre Krankenkasse die Kosten für eine Behandlung durch ihn übernehmen. Ob ein Gespräch mit dem Kinderarzt die Wahrscheinlichkeit erhöht, dass Sie hinterher auch zufrieden mit ihm sind? Ich denke nicht.

Kinderärzte verfügen – ebenso wie ihre Kollegen in anderen medizinischen Bereichen – über eine fachgerechte Ausbildung, die sich auf die Wissenschaft und auf die Betreuung der Patienten konzentriert. Sie sind keine Geschäftsleute, Kaufleute oder Pressesprecher. Ein Gespräch, in dem ein Patient einen Arzt befragt, um herauszufinden, ob er sich diesem Arzt nun anvertrauen soll oder nicht, ist für diesen ziemlich atypisch und eine künstliche Situation. Ob es Ihnen nun gefällt oder nicht, der Arzt steht dann unter dem Zwang, sich selbst »verkaufen« zu müssen. Vielen ist das vielleicht unangenehm. Deshalb ist wohl kaum zu erwarten, dass ein Gespräch mit dem Arzt/der Ärztin nennenswerten Aufschluss über sein/ihr späteres Verhalten im natürlichen therapeutischen Bezugsrahmen geben kann.

Das entspricht übrigens auch den Aussagen zahlreicher meiner Patientinnen, die vor der Geburt das Gespräch mit ihrem potentiellen Kinderarzt gesucht haben. Manche sonst freundlichen, gelassenen Ärzte machten bei einem solchen Interview einen eher unhöflichen Eindruck, während andere Ärzte, die ansonsten eigentlich alles andere als liebenswürdig sind, sich im Verlauf des Gesprächs geradezu bezaubernd benahmen. Ich rate meinen Patientinnen immer, die vier oben genannten Kriterien zu beachten und es ansonsten auf einen Versuch ankommen zu lassen. Die meisten Ärzte mit einer Privatpraxis könnten nicht praktizieren, wenn sie ihre Patienten nicht gut betreuen und die Mehrheit von ihnen zufrieden stellen würden.

Mythos 66

Wenn die Nabelschnur um den Hals des Babys liegt, so hat das häufig den Tod oder folgenschwere Verletzungen des Neugeborenen zur Folge.

Dieser Mythos macht vielen werdenden Eltern große Sorgen. Manche gehen sogar so weit, dass sie den Arzt bitten, eine Ultraschalluntersuchung vorzunehmen, nur um sicherzugehen, dass die Nabelschnur nicht um Babys Hals liegt. (Es hat sich jedoch herausgestellt, dass man das mit Hilfe des Ultraschallbildes gar nicht verlässlich feststellen kann.) Tatsächlich kommen Geburten, bei denen die Nabelschnur den Hals des Kindes umschließt, recht häufig vor – nämlich bei 25 Prozent aller Lebendgeburten. Diese Situation ist schlicht und ergreifend nicht gefährlich und verursacht auch keine Folgeschäden.

Auf den ersten Blick kommt einem das nicht unbedingt einleuchtend vor. Doch rufen wir uns ins Gedächtnis, dass der Fötus ja durch die Nabelschnur mit Sauerstoff versorgt wird. Deshalb kann er auch dann nicht ersticken, wenn sein Hals eingeschnürt wird. Natürlich fließt auch Blut durch den Hals, aber die Menge ist relativ begrenzt. Ich vergleiche die um den Hals liegende Nabelschnur gern mit einem Wasserschlauch, der um einen Hydranten gewickelt wurde. Den Fluss des Wassers aufzuhalten, indem man den Schlauch fest um den Hydranten schlingt, ist nun wirklich nicht einfach. Ich erinnere mich sogar daran, schon einem gesunden Kind auf die Welt geholfen zu haben, dessen Nabelschnur sich gleich *viermal* um seinen Hals gewickelt hatte. Sie saß so fest, dass ich noch nicht einmal eine Klammer anlegen konnte, bevor ich sie nicht durchtrennt hatte. In einem anderen Fall holte ich ein Kind auf die Welt, dessen Nabelschnur nicht nur um seinen Hals lag, sondern auch noch verknotet war. Dieses Neugeborene war ebenfalls vollkommen gesund. Selbst unter solch extremen Umständen ist es also nur sehr schwer möglich, den Fötus zu ersticken, sei es nun am Hals oder durch ein Zusammendrücken der Nabelschnur.

Mythos 67

Die Bewegungen des Babys werden vor dem Einsetzen der Wehen langsamer.

Diese Behauptung ist schlichtweg falsch. Ich weiß nicht, woher diese Annahme kommt, aber ich stoße immer wieder auf Patientinnen, die fest davon überzeugt sind. Das ist insofern nicht ganz unproblematisch, weil ein Nachlassen der kindlichen Bewegungen im Mutterleib in manchen Fällen auf eine Erkrankung des Fötus hindeutet. Die Bewegungen lassen in der Regel wenige Tage vor dem Tod nach. Aus diesem Grund weisen Ärzte ihre Patientinnen häufig an, sofort anzurufen, wenn sie von einem Tag zum anderen eine erhebliche Verminderung der Bewegungstätigkeit registrieren.

Dieses Thema hat schon viel Verwirrung gestiftet, deshalb seien an dieser Stelle ein paar klärende Worte erlaubt. Zunächst einmal kommt es relativ selten vor, dass ein Nachlassen der Bewegungstätigkeit tatsächlich ein Indikator für eine Erkrankung des Fötus ist. Häufig ergibt eine gründliche Untersuchung, dass der Fötus bei bester Gesundheit ist. Trotzdem ist eine nennenswerte Veränderung im Bewegungsmuster (d. h. ein Nachlassen) über einen Zeitraum von 12 bis 24 Stunden immer ein Anlass, sich mit seinem Gynäkologen in Verbindung zu setzen.

Viele Patientinnen berichten zudem übereinstimmend von einem Phänomen, das in gynäkologischen Fachtexten jedoch nicht weiter behandelt wird: Im Verlauf der Schwangerschaft scheint sich das kindliche Bewegungsmuster selbst häufig zu verändern. Vielleicht ist es im Laufe der Zeit weniger stark, oder Tritte werden durch eine Art Kullern abgelöst. Bei der Überwachung der fötalen Bewegungen sollten werdende Mütter also keinen Vergleich mit dem vorhergehenden Monat, sondern vielmehr einen mit dem letzen Tag oder dem vorletzten Tag anstellen. Ein beträchtliches Nachlassen der Bewegungen in Stärke oder Art ist immer einen Anruf beim Arzt wert.

Schließlich will ich noch einmal auf den Mythos selbst zu sprechen kommen. Es stimmt zwar, dass gesunde Föten ihr Bewegungsmuster innerhalb kürzester Zeit verändern, aber es ist schlicht und ergreifend nichts Wahres an der Vorstellung, dass eine Veränderung der fötalen Bewegungen auf den Beginn der Wehen hindeutet.

68

Der Apgar-Test gibt eindeutige Hinweise auf die spätere Gesundheit des Babys.

Zunächst einmal sei betont, dass ich selbst bei meinen eigenen drei Kindern niemals nach den Ergebnissen des Apgar-Tests gefragt habe. Der Apgar Test ist eine Vor-Ort-

Einschätzung der Atmung, der Pulsfrequenz, der Herztöne und der Hautfärbung des Kindes kurz nach der Geburt. Er hat die Funktion, dem medizinischen Personal einen Leitfaden an die Hand zu geben, wie das Neugeborene in den ersten fünf Minuten seines Lebens optimal zu versorgen ist. Doch er ist nicht in der Lage, vorauszusagen, wie gesund das Baby danach sein wird, ebenso wenig wie er einen Hinweis auf die Intelligenz oder andere Faktoren geben kann. Als Faustregel gilt: Wenn das Baby in den ersten paar Minuten schreit und strampelt, geht es ihm gut. Diese »Augenschein«-Untersuchung kann ich als Vater oder Kinderarzt durch einen kurzen Blick vornehmen. Nebenbei erwähnt sind die meisten Babys in den ersten Minuten außerhalb des Mutterleibes bläulich oder rot verfärbt, weshalb die Hautfarbe in vielen Ländern gar nicht als Bewertungsmaßstab in den Apgar Test mit einfließt.

Mythos 69

Streptokokken sind besonders gefährliche Bakterien und häufig der Grund für eine ernsthafte Erkrankung oder sogar den Tod des Neugeborenen.

Dieser Mythos entstand, weil B-Streptokokken in sehr seltenen Fällen tatsächlich schon zu ernsthaften Erkrankungen oder zum Tod eines Neugeborenen geführt haben. Die Medien haben diesem Thema einige Aufmerksamkeit gewidmet, weshalb die Krankheit mehr Angst hervorgerufen hat, als die Fakten oder die Statistiken rechtfertigen.

B-Streptokokken können schon fast als normale Bewohner der Vagina betrachtet werden. Je nach Studie sind angeblich 15 bis 40 Prozent aller Frauen befallen – mit anderen Worten: Sie tragen das Bakterium im Körper, ohne je zu erkranken. Bei den betroffenen Frauen scheint sich die Anzahl der Bakterien im Laufe der Zeit zu verändern. Reihenkulturen sind periodisch sogar negativ, selbst wenn die Bakterien nicht behandelt werden.

Unter den Kindern, die daran erkranken, unterscheidet man zwischen einem früh und einem spät einsetzenden Syndrom. Bei einem frühen Ausbrechen der Krankheit, d. h. einem Ausbruch innerhalb von sieben Tagen nach der Geburt, erkrankt mehr als die Hälfte der betroffenen Babys schon sechs Stunden nach der Entbindung. Die Symptome leiten sich im Allgemeinen von einer Sepsis (also einer so genannten Blutvergiftung), von Lungenentzündung oder Meningitis, also Hirnhautentzündung, ab. Unglücklicherweise tritt die Krankheit oft so plötzlich und so schwer auf, dass bis zu 15 Prozent der betroffenen Neugeborenen sterben.

Bei einem späten Ausbrechen der Krankheit erkrankt das Kind mehr als eine Woche nach der Geburt an Meningitis. Bei beiden Arten der B-Streptokokken-Infektion geht man davon aus, dass sich das Kind in der Hälfte aller Fälle direkt bei der Mutter angesteckt hat.

B-Streptokokken können also *durchaus* ernste Probleme für das Neugeborene hervorrufen. Aber wie häufig kommt so etwas vor? Ein frühes Ausbrechen der Krankheit erfolgt in einem bis drei von 1000 Fällen. (Zum Vergleich, das durchschnittliche Risiko, ein behindertes Kind zur Welt zu bringen, liegt bei 20 bis 30 Prozent.) Ein spätes Ausbrechen der Krankheit ist etwas weniger häufig. Von den vierzig Prozent der Frauen, die von den Bakterien befallen sind, bringen 10 von 1000 kranke Kinder zur Welt. Mit anderen Worten: Selbst wenn die mütterliche Vagina von B-Streptokokken besiedelt ist, beträgt das Risiko einer Infektion des Neugeborenen nur 1 Prozent.

Kann man etwas unternehmen, um das Infektionsrisiko für das Neugeborene zu mindern? Man hat die verschiedensten Strategien diskutiert, um eine Ansteckung des Neugeborenen zu vermeiden. Diejenige, die ich am sinnvollsten finde, besteht darin, Müttern mit bekannten Risikofaktoren wie Fieber während der Wehen oder einem verzögerten Blasensprung Antibiotika (meist Penizillin) zu verabreichen. Das Antibiotikum geht über die Plazenta auf das Baby über, weshalb die Rate der Ansteckung von Neugeborenen durch diese Behandlung der gefährdeten Frauen immer weiter gesunken ist. Eine Antibiotikabehandlung der Frauen vor dem Einsetzen der Wehen wird noch immer kontrovers diskutiert. Meines Erachtens nach bringt sie kaum Vorteile, weil in der Praxis die Infektion eines Neugeborenen mit B-Streptokokken eine extrem seltene Komplikation ist. Das Verfahren hingegen, der befallenen Mutter während der Geburt Antibiotika zu geben, hat sich bewährt und die Erkrankung von Neugeborenen entscheidend gemindert.

ANGEBORENE FEHLBILDUNGEN

Mythos 70

Eine normale Ultraschalluntersuchung kann angeborene Fehlbildungen ausschließen.

Selbst angesichts der hervorragenden Verbesserungen der Ultraschalltechnologie im vergangenen Jahrzehnt garantiert ein normales Ergebnis bei der Ultraschalluntersu chung kein gesundes Baby. Viele genetische Probleme, die zu schweren oder gar tödlichen Defekten beim Neugeborenen führen können, wie das Tay-Sachs-Syndrom oder die Sichelzellenanämie, verursachen keine anatomischen Abnormitäten. Zahlreiche anatomischen Probleme sind im zweiten Schwangerschaftsdrittel, wenn ein Großteil der Ultraschalluntersuchungen durchgeführt wird, noch nicht allzu deutlich erkennbar. Und schließlich sind sie in manchen Fällen ziemlich schlecht optisch festzumachen. Universitätskliniken beispielsweise haben Berichte veröffentlicht, nach denen ein schwerer Herzfehler bei 20 bis zu 50 Prozent aller betroffenen Föten nicht erkannt wurde. Traurig aber wahr: Was seit der Entwicklung des frühzeitlichen Menschen gilt, gilt auch heute noch – egal, welche Untersuchungen durchgeführt werden, niemandem kann ein normales, gesundes Baby garantiert werden.

Mythos 71

Die Hauptursache für eine geistige Behinderung ist Sauerstoffmangel während der Wehen.

Dieser Mythos hat seine Wurzeln in der medizinischen Fachwelt. Tatsächlich war man früher so fest davon überzeugt, dass die beständige Überwachung des Fötus allgemein eingeführt wurde, bevor (und ohne dass) erwiesen war, dass sie neurologische Verletzungen bei Neugeborenen reduzieren könnte. Schwere geistige Behinderungen treten bei Neugeborenen mit einer statistischen Wahrscheinlichkeit von 3,5 Promille auf, während von leichter geistiger Behinderung eher 23 bis 31 von 1000 Fällen betroffen sind. Heute schätzt man, dass nur 5 bis 10 Prozent aller geistig zurückgebliebenen Menschen bei der Geburt eine kritische Verletzung erlitten haben. Ein weiteres noch zwingenderes Argument liefern Langzeitstudien von Babys, die während der Geburt unter Sauerstoffmangel gelitten haben: Die Mehrheit dieser Kinder (also über 90 Prozent) verfügte über einen normalen Intelligenzquotienten.

Mythos 72

Eine Hauptursache für die Zerebralparese (zerebrale Bewegungsstörung) ist Sauerstoffmangel während der Geburt.

Die Zerebralparese wird als »chronische neuromuskuläre Körperbehinderung« umschrieben, für die der Verlust der Bewegungskontrolle sowie eine abnorme Körperhaltung charakteristisch sind. Sie tritt in einem frühen Lebensstadium auf und ist keine fortschreitende Erkrankung. Eine Zerebralparese wird häufig durch eine spastische Lähmung oder eine Verzögerung der geistigen Entwicklung verkompliziert. Die mutmaßliche Hauptursache für diese Erkrankung scheint eine Frühgeburt zu sein. Die Hintergründe sind jedoch noch nicht vollständig erforscht. Bei einer Untersuchung von 189 an Zerebralparese erkrankten Kindern erwies sich, dass nur in 21 Fällen (also bei etwa 10 Prozent) Sauerstoffmangel die Ursache für die Krankheit war. Umgekehrt haben andere Studien herausgefunden, dass 90 Prozent der Menschen mit einer Zerebralparese während der Geburt nicht unter Sauerstoffmangel litten. Außerdem legen diese Studien dar, dass Babys mit einer angeborenen neurologischen Störung dazu neigen, während der Wehen eine abnorme Pulsfrequenz zu haben, was den falschen Eindruck hervorruft, dass Sauerstoffmangel den Hirnschaden verursacht hat, obwohl er in Wirklichkeit bereits vor dem Einsetzen der Wehen vorhanden war. Schließlich hat sich die Quote der an Zerebralparese erkrankten Kinder – nämlich ein bis zwei von 1000 Fällen – in den letzten 20 Jahren in den Vereinigten Staaten nicht verändert, und das, obwohl erheblich mehr Kinder durch Kaiserschnitt entbunden wurden und obwohl die kindlichen Herztöne ständig überwacht werden.

Mythos 73

*Röntgenstrahlen stellen eine beträchtliche Bedrohung
für den Fötus dar und sollten
unter allen Umständen vermieden werden.*

Von ionisierender Strahlung (dem Strahlungstyp also, der bei medizinischen Röntgenuntersuchungen eingesetzt wird) gehen zwei mögliche Gefahren aus: Zum einen die Gefahr einer angeborenen Fehlbildung beim Fötus, zum anderen ein erhöhtes Krebsrisiko. Die entsprechenden Daten wurden durch Tierversuche, durch eine Untersuchung der Überlebenden von Atombombenabwürfen sowie von schwangeren Frauen, die geröntgt worden waren, ermittelt. Insbesondere von der 8. bis zur 15. Woche nach dem ersten Tag der letzten Menstruation ist der Fötus besonders anfällig für neurologische Schäden durch Strahlungseinwirkung. Trotzdem ist man sich aufgrund der oben genannten Untersuchungsergebnisse in der medizinischen Fachwelt einig, dass das Strahlungsaufkommen bei einer einzigen Untersuchung das Risiko einer Fehlbildung des Fötus zu keinem Zeitpunkt der Schwangerschaft erhöht. Eine wichtige Ausnahme in Bezug auf die Sicherheit medizinischer Röntgenstrahlen während der Schwangerschaft sind wiederholte Röntgenuntersuchungen, insbesondere während des empfindlichsten Zeitraums am Ende des ersten und zu Beginn des zweiten Schwangerschaftsdrittels. Denn Röntgenstrahlen wirken kumulativ.

Besonders besorgt sind viele meiner Patientinnen im Hinblick auf Röntgenuntersuchungen ihrer Zähne. Doch da hierbei lediglich Aufnahmen vom Schädel gemacht werden, ist die Menge der Strahlung, die der Fötus abbekommt, sehr gering. Wie oben bereits erwähnt, ist sogar eine Röntgenaufnahme des mütterlichen Bauches vollkommen unbedenklich, solange es bei einer einzigen Untersuchung bleibt (ein einziger Test umfasst in der Regel eine Serie von Röntgenaufnahmen, die bei einem einzigen Termin gemacht werden).

Das zweite Thema, ein erhöhtes Krebsrisiko nach der Geburt, ist noch weniger erforscht. Gegenwärtig glaubt man, dass das Risiko einer kindlichen Leukämieerkrankung durch Strahlendosen, die von dem intensivsten Typus radiologischer Diagnostik, der Computertomographie, ausgehen, erhöht wird. In diesem Zusammenhang schätzt man, dass die Quote der an Leukämie erkrankten Kinder sich um 1 von 6000 erhöht. An dieser Stelle sei noch einmal ausdrücklich darauf hingewiesen, dass die Strahlendosen bei den meisten Röntgenuntersuchungen erheblich geringer sind. So ist beispielsweise die Strahlendosis bei einer routinemäßigen Durchleuchtung des Abdomens 5- bis 30mal geringer. Bei einem Mammogramm oder einer

Röntgenuntersuchung des Brustkorbes beträgt die Strahlenmenge nur einen Bruchteil derjenigen, die von einer Computertomographie ausgeht (mehr als 100mal weniger). Vor dem Hintergrund dieser Informationen sind zahlreiche Situationen denkbar, in denen die Segnungen medizinischer Röntgenstrahlen viele ihrer vorstellbaren Nachteile aufwiegen. Das betrifft buchstäblich sämtliche Gebiete: Röntgenaufnahmen vom Gebiss oder vom Bauch nach einem Sturz der Mutter (wenn der Verdacht einer traumatischen Verletzung des Bauchraums vorliegt) sind ebenso legitim wie der Einsatz von Röntgenstrahlung, um das Aussehen und die Position des Fötus zu ermitteln (beispielsweise bei Steißgeburten oder Zwillingen).

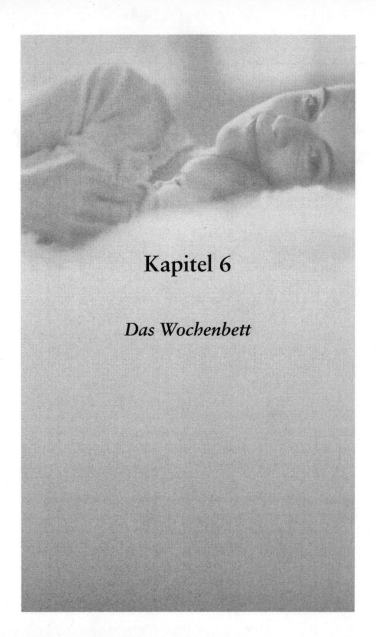

Kapitel 6

Das Wochenbett

Genesung

Mythos 74

Durch geburtsbedingte Narben ist der Intimverkehr auch lange nach der Entbindung noch recht schmerzhaft.

In der einzigen Untersuchung, die ich zu diesem Thema finden konnte, wurden 93 Patientinnen untersucht, von denen nur 20 Prozent auch sechs Monate nach der Entbindung noch Beschwerden beim Intimverkehr hatten. Fast alle dieser Patientinnen waren 12 Monate nach der Geburt völlig frei von Beschwerden. Diese statistischen Angaben bestätigen meine eigenen Erfahrungen aus der Praxis – Geburten sind keinesfalls ein häufiger Grund für lang anhaltenden schmerzhaften Intimverkehr.

Mythos 75

Frauen können vor Einsetzen der ersten Periode nach der Entbindung nicht schwanger werden.

Meine Kollegen und ich warnen jede einzelne Patientin nach der Entbindung, dass sie sofort danach wieder schwanger werden kann. Die typische Antwort darauf lautet: »Oh, keine Sorge, Dr. Benson.« Diese Antwort ist eigenartig, denn nie käme mir der Gedanke, mir Sorgen darüber zu machen, ob eine spezifische Patientin nun noch einmal schwanger wird oder nicht. Die Sorgen überlassen wir der Patientin. Unglücklicherweise nehmen einige unseren Rat nicht besonders ernst. Jedes Jahr bringen wir ein paar Babys auf die Welt, bevor ihr Geschwisterchen das erste Lebensjahr vollendet hat. Für die meisten Paare ist das ziemlich anstrengend, weshalb es sich empfiehlt, Kondome oder andere Verhütungsmittel zu benutzen, solange das Paar sich nicht sicher ist, sofort ein weiteres Kind zeugen zu wollen. Manche Frauen haben gelegentlich schon wenige Wochen nach der Entbindung einen Eisprung, häufig durchaus vor der ersten Periode nach der Entbindung.

Mythos 76

Wochenbettdepressionen kommen nach einer Geburt häufig vor.
Sie sind langwierig und meist ziemlich heftig.

Die Symptome dieses so genannten »Babyblues« sind gedrückte Stimmung, Heulkrämpfe, erhöhte Reizbarkeit, Angstzustände, Stimmungsschwankungen, Verwirrung und Schlaf- sowie Appetitstörungen. Die Häufigkeit dieses Problems variiert der medizinischen Fachliteratur zufolge zwar beträchtlich, doch die oben genannten Symptome sind einigermaßen verbreitet und treten bei etwa einem Viertel aller betroffenen Frauen auf. Wenn man

allerdings Weinkrämpfe allein bereits als Indiz für den
»Babyblues« wertet, leiden bis zu 85 Prozent aller jungen
Mütter darunter. Diese leichte Depression ist eine Folge
der emotionalen Entspannung nach der Entbindung, der
Wochenbettbeschwerden, des Schlafmangels, sowie der
Ängste, der Fürsorge für das Neugeborene nicht gewachsen zu sein.

Hinzu kommt oft eine gespannte Beziehung zum Partner. Trotzdem leidet die Mehrheit aller Mütter nicht wirklich unter krankhaften Depressionen, sondern unter einer leichten, depressiven Verstimmung, die in der Regel nicht lange, maximal etwa zehn Tage, anhält.

Aufgrund der zeitlichen Begrenzung und des leichten Verlaufs dieses Phänomens ist eine medizinische Betreuung in den meisten Fällen unnötig. Zu betonen ist, dass dieses Problem auch wirklich nur leicht und kurzlebig sein sollte. Selbstmordgedanken und ein Anhalten der Symptome über mehrere Wochen hinweg deuten auf eine schwere Depression hin. Dann sollte auf jeden Fall ärztliche Hilfe in Anspruch genommen werden.

Mythos
77

Frauen mit einer Wochenbettdepression werden
voraussichtlich schlechte Mütter,
weil sie ihre Babys in Wirklichkeit ablehnen.

Dieser Mythos ist besonders traurig, denn er macht das Opfer für eine Krankheit verantwortlich, über die es keinerlei Kontrolle hat. In den vergangenen Jahren hat man herausgefunden, dass Depressionen in der Hauptsache auf eine chemische Reaktion im Gehirn zurückzuführen sind. Manche Personen bringen die genetische Veranlagung für derlei Veränderungen mit, aber überwältigende Umwelteinflüsse können auch bei Personen, die keine derartige Veranlagung haben, Depressionen auslösen.

Bemerkenswert ist in diesem Zusammenhang die Tatsache, dass eine Wochenbettdepression sich in Symptomatik und Behandlung in keiner Weise von den Depressionen unterscheidet, die zu anderen Zeitpunkten im Leben der Frau auftreten können. Tatsächlich ist ein Großteil der medizinischen Fachliteratur davon überzeugt, dass Frauen, die an Wochenbettdepressionen leiden, auch in anderen Phasen ihres Lebens zu depressiven Erkrankungen neigen.

In Bezug auf die Eignung der Patientin für die Mutterschaft gibt es – solange die Depression behandelt wird und die Behandlung anschlägt – keinen Grund, zu glauben, dass sie als Mutter besondere Schwierigkeiten haben wird. Obwohl viele Eltern ihrer neuen Verantwortung möglicherweise zwiespältige Gefühle entgegenbringen, sollte die Depression als solche nicht als Zurückweisung des Babys oder der neuen Rolle als Mutter gewertet werden. Stattdessen sollte betont werden, dass ein bestimmter Prozentsatz der Bevölkerung von Zeit zu Zeit eben unter Depressionen leidet, und dass auch das Wochenbett Frauen nicht immun gegen diese Krankheit macht.

STILLEN

Mythos 78

*Stillende Frauen können nicht
schwanger werden.*

Wie bei vielen Mythen in diesem Buch, enthält auch diese Äußerung einen wahren Kern. Die Unfruchtbarkeit durch das Stillen ist einfach nur nicht verlässlich genug, wenn ein Paar entschlossen ist, eine weitere Schwangerschaft zu vermeiden. In Bezug auf das Stillen und die Fruchtbarkeit gilt:

1. Stillen verzögert das Einsetzen des ersten Eisprungs.
2. Je länger eine Frau stillt, umso wahrscheinlicher ist es, dass der Eisprung und die Menstruation noch während des Stillens zurückkehren.
3. Je länger sie stillt, umso wahrscheinlicher ist es, dass der erste Eisprung vor der ersten Periode erfolgt.

Dies macht deutlich, dass Stillen und das Ausbleiben der Menstruation keine Unfruchtbarkeit garantieren. Des Weiteren ist der Zyklus im Allgemeinen während des Stillens recht unregelmäßig, sodass eine Schwangerschaft erst viel später diagnostiziert werden kann als sonst.

Anmerkungen zu den in diesem Buch benutzten Quellen

Bei meinen Nachforschungen habe ich mich vornehmlich auf vier medizinische Standardwerke gestützt. Weil aber einige der hier aufgeführten Mythen keineswegs zum medizinischen Allgemeingut gehören, musste ich zusätzlich auf eine computergestützte Literaturrecherche mit Hilfe des Medline-Systems zurückgreifen. Hierbei handelt es sich um eine Datenbank, in der die Titel und Zusammenfassungen der unzähligen Aufsätze zu finden sind, die in tausenden medizinischer Fachzeitschriften erscheinen – das Medline ist also eine Art riesiges, computergestütztes Logbuch. Wenn man das Themengebiet angibt, für das man sich interessiert, gibt der Computer eine Liste von Artikeln zu dem betreffenden Fachbereich aus. Natürlich sind die Artikel, die eine solche Suche hervorbringt, in hohem Maße abhängig von der speziellen Terminologie, die man dabei benutzt. So kann eine Suche, die von zwei verschiedenen Menschen zum gleichen Thema unternommen wird, völlig unterschiedliche Artikellisten hervorbringen. Außerdem kann man zu vielen Themen widersprüchliche Berichte finden. Beim Zitieren der von mir ermittelten Fachartikel habe ich mich darum bemüht, eine übereinstimmende Sichtweise zu schildern. Zu vielen dieser Themen ist das letzte Wort jedoch noch nicht gesprochen. Es ist möglich und noch nicht einmal unwahrscheinlich, dass etwas, das heute noch ein Mythos ist, sich morgen als Tatsache entpuppt (oder sogar umgekehrt).

Im Hinblick auf meine Hauptquellen sei an dieser Stelle erwähnt, dass alle vier Werke regelmäßig aktualisiert werden. Beim Zitieren habe ich mich bemüht, Äußerungen nicht aus dem Zusammenhang zu reißen und nur solche auszuwählen, von denen ich glaube, dass die medizinische Fachwelt sich darüber einig ist. Lassen Sie mich an dieser Stelle zu jedem einzelnen Werk noch ein paar Worte sagen:

1. Cunningham, G. F., MacDonald, P. C., Gant, N. F., Leveno, K. J., Gilstrap, III, L. C. *Williams Obstetrics, 19. Auflage.* Norwalk, Connecticut: Appleton and Lange, 1993.

Dieser Text ist ungewöhnlich gut geschrieben und dokumentiert. Er enthält Verweise zu buchstäblich einigen tausend Artikeln aus der medizinischen Literatur. Die erste Fassung wurde im Jahre 1902 von Whitridge J. Williams geschrieben. Seitdem wird etwa alle fünf Jahre eine überarbeitete Neuauflage herausgegeben. Obwohl das Buch nicht jedes Thema aus dem Fachbereich der Gynäkologie mit gleich bleibender Tiefe und Genauigkeit erörtert, enthält es doch viele nützlichen Informationen.

Im folgenden Quellenteil wird dieses Buch nur als der *Williams* bezeichnet.

2. American College of Obstetricians and Gynecologists (ACOG) Technical Bulletins.

Diese Bulletins, die allmonatlich von der ACOG veröffentlicht werden, beschäftigen sich mit jeweils ganz spezifischen Themen. Sie haben nicht die Absicht, in allen Fällen anwendbar zu sein, trotzdem sind sie in der Praxis durchaus von einigem Nutzen. Wenn ein neues Bulletin zu einem bestimmten Fachbereich erscheint, wird das alte zum gleichen Thema als überholt definiert und aus der Sammlung entfernt. Auf diese Weise bleibt die Anzahl der durch die

ACOG herausgegebenen Bulletins relativ gleich bleibend und garantiert beständige Aktualisierung, sobald neues Fachwissen hinzukommt.

3. Sciarra, J. J., Hg. *Gynecology and Obstetrics*. Philadelphia: J. B. Lippincott Company, 1994.

Hierbei handelt es sich um ein einzigartiges Werk – eine sechsbändige Loseblattsammlung. Die Gesellschaft publiziert jährlich neue Kapitel mit der Anweisung, überholte Kapitel aus der Sammlung zu entfernen. Mit etwa 550 Kapiteln von über 500 Autoren enthält es einige tausend Verweise auf andere Artikel, ebenso wie der *Williams*. Außerdem sei noch erwähnt, dass Dr. Sciarra Inhaber des Lehrstuhls für Gynäkologie an der Northwestern Universität war, als ich dort als Assistenzarzt arbeitete. Diese Position hat er auch heute noch inne.

Im folgenden Quellenteil wird dieses Loseblattwerk nur als der *Sciarra* bezeichnet.

4. Creasy, R. K., Resnik, R. *Maternal-Fetal Medicine: Principles and Practice*. 3. Auflage. Philadelphia: W.B. Saunders Company, 1994.

Mit über 70 Autoren enthält auch dieses Lehrbuch unzählige Verweise. Dr. Creasy ist Lehrstuhlinhaber an der University of Texas in Houston und Dr. Resnik hat einen Lehrstuhl an der medizinischen Fakultät der University of California, San Diego inne.

Im folgenden Quellenteil spreche ich von diesem Werk nur als *Creasy und Resnik*.

QUELLENTEIL

Kapitel 1

Mythen zum Thema Empfängnis und dem ersten Schwangerschaftsdrittel

RISIKOFAKTOREN

Mythos 1: Ist die Schwangere älter als 35 Jahre, handelt es sich um eine »Risikoschwangerschaft«.

1. Allgemeine Risikoeinschätzung in den sechziger Jahren.
   Sciarra. Dombrowski, M. P. und Sokol R. J., »Risk Assessment and the Perinatal Database.« Bd. 3, Kap. 2.
   Sciarra. Depp, R. »Care of the High Risk Mother.« Bd. 3, Kap. 1.
2. Quote von Todesfällen bei Müttern, Erkrankungen und abnorme Entwicklungen beim Fötus als eine Folge des mütterlichen Alters.
   Williams. »Pregnancy at the Extremes of Reproductive Life.« Kap. 30, S. 653–9.
3. Aussagen zum Thema Genetik
   A. Durchschnittliche Quote angeborener Fehlbildungen
   Sciarra. Pergament, E. »Cytogenetics.« Bd. 5, Kap. 73, S. 23. (20 % aller Fehlbildungen – 0,65 %, 3 % Durchschnittsrate)
   B. Mütterliches Alter und das Risiko eines Chromosomendefekts.
   Simpson, J. L., Golbus, M. S., Martin, A. O., Sarto, G. E., *Genetics in Obstetrics and Gynecology.* New York: Grune and Stratton, 1982, S. 58. (Alter und das Risiko eines Chromosomendefekts)
   C. Risiko bei Fruchtwasseruntersuchung
   Simpson, J. L., Golbus, M. S., Martin, A. O., Sarto, G. E., *Genetics in Obstetrics and Gynecology.*

New York: Grune and Stratton, 1982, S. 110. (Risiko bei Fruchtwasseruntersuchung)

FEHLGEBURT

Mythos 5: Krämpfe im ersten Schwangerschaftsdrittel sind ein Alarmsignal und können einer Fehlgeburt vorausgehen.

1. Keine Hinweise in den Texten auf Krämpfe während der frühen Schwangerschaft.
   Creasy and Resnik. Glass, R. H. und Globus, M. S., »Recurrent Abortion.« Kap. 29, S. 446.
   Sciarra. McNeeley, J. R., S.J., »Early Abortion.« Bd. 2, Kap 23, S. 2.
   Williams. »Abortion.« Kap. 31, S. 676.

Mythos 6: Krämpfe, die im ersten Drittel der Schwangerschaft auftreten, sind ein Zeichen dafür, dass eine Extrauterinschwangerschaft vorliegt.

1. Eine von 100 Schwangerschaften ist eine Extrauterinschwangerschaft.
   Williams. »Ectopic pregnancy«, Kap. 32, S. 693.

Mythos 7: Intensiver Sport erhöht das Risiko einer Fehlgeburt.

1. Eine Überhitzung des mütterlichen Körpers während des Sports ist nicht möglich.
   Howard, H. und Mitchell, B., »*Atmospheric Variations, Noise and Vibration*« Kap. 16, S. 220. In: Paul, M. (Hg.) *Occupational and Environmental Reproductive Hazards: A Guide for Clinicians.* Baltimore: Williams and Wilkins, 1993.

Mythos 8: Ein Sturz kann eine Fehlgeburt zur Folge haben.

1. Stürze als Ursachen für Fehlgeburten sind auszuschließen.
   Williams. »Abortion«, Kap. 31, S. 672.

Mythos 9: Eine Frau, die eine Fehlgeburt hat braucht immer (oder braucht nie) eine Ausschabung oder Kürettage.

1. Die Klassifikation von Fehlgeburten.
   Sciarra. McNeeley, Jr., G., »Early Abortion«. Bd. 2, Kap 23, S. 4.

Mythos 10: Hormonelle Schwankungen sind eine häufige Ursache für Fehlgeburten.

1. Das Vorkommen und die Diagnostik eines Progesteronmangels.
   Williams. »Abortion«, Kap. 31, S. 668–9.

Mythos 11: Eine Frau, die eine Fehlgeburt erleidet, hat eigentlich Glück, denn das Baby wäre sowieso behindert gewesen.

1. Chromosomenfehler sind ein häufiger Grund für Fehlgeburten.
   Williams. »Abortion«, Kap. 31, S. 667.

SYMPTOME IN DER FRÜHEN SCHWANGERSCHAFT

Mythos 13: Frauen, die unter schweren Anfällen von morgendlicher Übelkeit leiden, versuchen die Schwangerschaft »zu erbrechen«.

1. Stress und Übelkeit in der Schwangerschaft.
   Williams. »Gastrointestinal Disorders«, Kap. 51, S. 1146.
   Sciarra. Anderson, G. D., »Nutrition in Pregnancy«, Bd. 2, Kap 7, S. 11–12.

Kapitel 2
Ernährung und Medikamente

ERNÄHRUNG

Mythos 14: Fruchtsäfte sind das ideale Getränk für schwangere Frauen.

1. Kalorien von Orangensaft.
   Packungsangabe, »Tropicana premium orange juice«.
2. Kalorien in einem Pfund Fett.
   Pemberton, C. M., Moxness, K. E., German, M. J., Nelson, J. K., Gastineau, C. F., *Mayo Clinic Diet Manual*, 6. Auflage. Toronto: B. C. Decker Inc., 1988, S. 6.
3. Kalorien von Coca-Cola und Orangensaft.
   Pennington, J. A. T., *Bowes and Church's Food Values of Portions Commonly Used*, 15. Auflage. New York: Harper Perennial, 1989, S. 5 und 99.

Mythos 15: Süßstoff ist für schwangere Frauen nicht gesund.

1. Fakten zum Abbau von Aspartame-Süßstoffen im Körper.
   London, R. S., »Saccharin and Aspartame: Are they Safe to Consume During Pregnancy?« *Journal of Reproductive Medicine.* 33:17–21. 1988.
   Council Report »Aspartame: Review of Safety Issues.« *Journal of the American Medical Association.* 254:400–2. 1985.
   Butchko, H. H. und Kotsonis, F. N., »Acceptable Daily Intake vs. Actual Intake: The Aspartame Example.« *Journal of the American College of Nutrition.* 10:258–66. 1991.
   Kotsonis, F. N. und Butchko, H. H., »Aspartame: Review of Recent Research.« *Comments Toxicology.* 3:253–78. 1989.
   Filer, Jr., L. J. und Stegink, L. D., »Aspartame Metabolism in Normal Adults, Phenylketonuric Heterozygotes, and Diabetic Subjects.« *Diabetes Care.* 12:67–74. 1989.
   Stegink, L. D., Filer, Jr., L. J., Baker, G. L., »Plasma, Erythrocyte and Human Milk Levels of Free Amino Acids in

Lactating Women Administered Aspartame, or Lactose«.
Journal of Nutrition. 1979. 109:2173–81.
Horwitz, D. L., McLane, M., Kobe, P., »Response to Single
Dose of Aspartame or Saccharin by NIDDM Patients.«
Diabetes Care. 11:230–4. 1988.

2. Die Verbindung von Übergewicht und einem erhöhten Risiko an Schwangerschaftsdiabetes zu erkranken.
Naeye, R. L., »Maternal Body Weight and Pregnancy Outcome.« *American Journal of Clinical Nutrition.* 52:273–9. 1990.

3. Die Verbindung von starker Gewichtszunahme und Kaiserschnitt.
Ekblad, U. und Grenman, S., »Maternal Weight, Weight Gain during Pregnancy and Pregnancy Outcome.« *International Journal of Gynaecology and Obstetrics.* 39:277–83. 1992.
Johnson, J. W., Longmate, J. A., Grentzen, R., »Excessive Maternal Weight and Pregnancy Outcome.« *American Journal of Obstetrics and Gynecology.* 167:353–70. 1992.

Mythos 16: Während der Schwangerschaft sind zusätzliche Vitamine besonders wichtig.

1. Die Definition von Vitaminen.
Stedman's Medical Dictionary, 23. Auflage. Baltimore: Williams & Wilkins, 1976, S. 1564.

2. Vitamin C ist keine Vorbeugung gegen Erkältungen.
Williams. »Prenatal Care.« Kap. 9, S. 261.

3. Pränatale Vitaminpräparate sind unnötig.
Williams. »Prenatal Care.« Kap. 9, S. 259.
Creasy und Resnik. Abrams, B., »Maternal Nutrition.« Kap. 11, S. 166.

4. Empfehlungen zur Einnahme von Eisen und Folsäure.
Creasy und Resnik. Abrams, B., »Maternal Nutrition.« Kap. 11, S. 166.

Mythos 17: Schwangere Frauen dürfen keine Medikamente einnehmen.

1. Erste Woche ist geschützt.
Simpson, J. L., Golbus, M. S., Martin, A. O., Sarto, G. E.,

Genetics in Obstetrics and Gynecology. New York: Grune and Stratton, 1982, S. 203.
2. Sulfonamide und Gelbsucht.
   Williams. »Drugs and Medications During Pregnancy.«
   Kap. 42, S. 962.
3. 30 bekannte Teratogene (Medikamente, die Missbildungen hervorrufen können).
   Williams. »Drugs and Medications During Pregnancy.«
   Kap. 42, S. 960.
4. Medikamente gegen Asthma unbedenklich.
   Williams. »Drugs and Medications During Pregnancy.«
   Kap. 42, S. 966.

Mythos 18: Es ist kein Problem, wenn eine schwangere Frau gelegentlich ein Glas Alkohol trinkt.

1. Sämtliche zitierten Fakten in Bezug auf Alkoholkonsum während der Schwangerschaft aus:
   Williams. »Drugs and Medications During Pregnancy.«
   Kap. 42, S. 973–4.

Kapitel 3

Mittlere und späte Schwangerschaft

PRÄNATALE DIAGNOSTIK

Mythos 19: Der Alpha-Fetoproteintest sollte nicht durchgeführt werden, weil er eine hohe Falsch-Positiv-Rate aufweist.

1. Sämtliche Fakten aus:
   »Alpha-Fetoprotein.« *ACOG Technical Bulletin.* Nr. 154, April 1994.

Mythos 20: Mütter, die gegen einen Schwangerschaftsabbruch aufgrund eines genetischen Defekts beim Fötus sind, sollten sich trotzdem untersuchen lassen, weil sie auf das Problem dann besser vorbereitet sind.

1. Sämtliche zitierten Statistiken aus:
   Williams. »Endocrine Disorders.« Kap. 53, S. 1205.
2. Die Kontroverse in Bezug auf Vorsorgeuntersuchung.
   Creasy und Resnik. Moore, T. R., »Diabetes In Pregnancy.« Kap. 54, S. 968.

Aktivität

Mythos 22: Schwangere Frauen sollten unter keinen Umständen auf dem Rücken schlafen.

1. Artikel.
   Kinsella, S. M. und Lohmann, G., »Review: Supine Hypotensive Syndrome.« *Obstetrics and Gynecology.* 83:774–88. 1994.
2. Studie über Schlafpositionen im letzten Schwangerschaftsdrittel.
   Mills, G. H. und Chaffe, A. G., »Sleeping Positions Adopted by Pregnant Women of More Than 30 Weeks Gestation.« *Anaesthesia.* 49:249–50. März 1994.

Mythos 23: Schwangere Frauen sollten keinen Sport treiben.

1. Sämtliche zitierten Daten aus:
   »Exercise During Pregnancy and the Postpartum Period.« *ACOG Technical Bulletin.* Nr. 189. Februar 1994.

Mythos 25: Das Heben schwerer Dinge kann dem Baby schaden.

1. Artikel über allgemeine körperliche Anstrengung als mögliche Ursache für vorzeitig einsetzende Wehen.
   Marbury, M. C., »Ergonomics.« Kap 15, S. 201–17.

In: Paul M. (Hg.), *Occupational and Environmental Reproductive Hazards: A Guide for Clinicians*. Baltimore: Williams and Wilkins, 1993.

Umweltgefahren

Mythos 27: Heiße Vollbäder sind für den Fötus gefährlich.

1. Wenn die Körpertemperatur einer schwangeren Frau ansteigt, fühlt diese sich automatisch nicht wohl.
2. Mediziner sind sich darüber einig, dass Schwangere nicht länger als 15 Minuten am Stück in der Sauna oder in der heißen Badewanne bleiben sollten.
   Hu, H. und Besser M., »Atmospheric Variations, Noise, and Vibration.« Kap. 16, S. 218–20. In: Paul M. (Hg.), *Occupational and Environmental Reproductive Hazards: A Guide For Clinicians*. Baltimore: Williams and Wilkins, 1993.

Mythos 28: Man darf Kinder nicht im Sandkasten spielen lassen, da dort das Risiko einer Ansteckung mit Toxoplasmose besteht.

1. Sämtliche Fakten aus:
   »Perinatal Viral and Parasitic Infections.« *ACOG Technical Bulletin*. Nr. 177, Februar 1993.

Mythos 29: Schwangere Frauen sollten sich keine Dauerwelle machen lassen.

1. Sämtliche Fakten aus:
   Paul, M., »Common Household Exposures.« Kap 26, S. 367. In: Paul, M. (Hg.), *Occupational and Environmental Reproductive Hazards: A Guide For Clinicians*. Baltimore: Williams and Wilkins, 1993.

Symptome

Mythos 30: Präeklampsie tritt bei 20 Prozent aller Schwangerschaften auf.

1. Präeklampsie bei etwa 5 Prozent aller Betroffenen.
   Williams. »Hypertensive disorders in pregnancy.« Kap. 36, S. 767.

Mythos 31: Eine Schwangere, die unter Ödemen leidet, ist wahrscheinlich an Präeklampsie erkrankt.

1. Ödeme sind kein eindeutiger Hinweis auf Präeklampsie, da sie relativ häufig auftreten.
   Williams. »Hypertensive disorders in Pregnancy.« Kap. 36, S. 764.

Mythos 33: Wadenkrämpfe sind ein Symptom für Blutgerinnsel.

1. Blutgerinnsel sind selten.
   Williams. »Pulmonary Disorders.« Kap. 49, S. 1112.

Mythos 34: Wadenkrämpfe sind auf Kalziummangel zurückzuführen.

1. Studie, die die Rolle von Kalzium bei Wadenkrämpfen von Schwangeren testete.
   Hammar, M., Berg, G., Soheim, F., Larsson, I., »Calcium and Magnesium Status in Pregnant Women. A Comparison Between Treatment with Calcium and Vitamin C in Pregnant Women with Leg Cramps.« *International Journal for Vitamin and Nutrition Research*. 57:179–83. 1987.

Die Vorbereitung auf die Wehen und die damit zusammenhängenden Voraussagen

Mythos 35: Man kann das Wehenmuster einer Frau vorhersagen, wenn man das Wehenmuster der Mutter kennt.

1. Erfolgreiche Vaginalgeburten nach einem Kaiserschnitt, der aufgrund einer »Wehenhemmung« vorgenommen wurde:
   Williams. »Cesarean Section and Cesarean Hysterectomy.« Kap. 26, S. 596.

Mythos 36: Schwangerschaftswehen unterscheiden sich von normalen Geburtswehen.

1. Die Definition von Wehen.
   Friedman, E. A., *Labor: Clinical Evaluation and Management.* 2. Auflage. New York: Appleton-Century-Crofts, 1978, S. 3.
2. Die Vorstellung von Schwangerschaftswehen im Unterschied zu Geburtswehen kann die Ursache dafür sein, dass die Symptome für vorzeitig einsetzende Wehen verpasst werden. *Williams.* »Maternal Adaptation to Pregnancy.« Kap 8, S. 210.

Mythos 38: Wehen setzen häufig bei Vollmond ein.

1. Dänische Studie:
   Trap, R., Helm, P., Lidegaard, O., Helm, E., »Premature rupture of the Fetal Membranes, the Phases of the Moon and Barometric Readings.« *Gynecologic and Obstetric Investigation.* 28:14–18. 1989.
2. Studie aus Mozambique
   Strolego, F., Gigli, C., Bugalho, A., »The Influence of Lunar phases on the Frequency of Deliveries.« *Minerva Ginecologica.* 43:359–63. 1991. Anmerkung des Autors: Informationen aus dem Abstract. (Nur das Abstract zu diesem Aufsatz war ins Englische übersetzt worden. Der Aufsatz selbst ist in italienischer Sprache verfasst.)

Mythos 39: Bei Sturm kommt es schneller zum Blasensprung.

1. Dänische Studie (ebenfalls oben im Zusammenhang mit der Vollmondfrage zitiert).
   Trap, R., Helm, P., Lidegaard, O., Helm, E., »Premature Rupture of the Fetal Membranes, the Phases of the Moon and Barometer Readings.« *Gynecologic and Obstetric Investigations.* 28:14–8. 1989.

Mythos 41: Der Arzt kann voraussagen, wann die Wehen einsetzen, indem er am Ende der Schwangerschaft den Muttermund untersucht.

1. Prognoseindex.
   Friedman, E. A., *Labor: Clinical Evaluation and Management.* 2. Auflage. East Norwalk, Connecticut: Appleton-Century-Crofts, 1978.
2. Die Beziehung zwischen einer Weitung des Muttermundes und vorzeitig einsetzenden Wehen.
   Williams. »Preterm and Postterm Pregnancy and Fetal Growth Retardation.« Kap 38, S. 866.

Mythos 42: Erstgebärende entbinden nach und Mütter, die ihr zweites Kind zur Welt bringen, eher vor dem errechneten Entbindungstermin (oder umgekehrt).

1. Studien, die sich mit dem errechneten Entbindungstermin beschäftigen.
   Williams. »Prenatal Care.« Kap. 9, S. 249.
2. Schwedische Studie.
   Bergsjo, P., Denman, III, D. W., Hoffman, H. J., Meirik, O., »Duration of Human Singleton Pregnancy: A Population-based Study.« *Acta Obstet. Gynecol. Scand.* 69:197–207. 1990.

Mythos 43: Ich sollte vor meiner Entbindung Blut spenden.

1. Niedrige Rate von Transfusionen während der Entbindung:
   Sherman, S. J., Geenspoon, J. S., Nelson, J. M., Paul, R. H., »Obstetric Hemmorrhage and Blood Utilization.« *Journal of Reproductive Medicine.* 38:929–34. 1993.
2. Skeptische Haltung in Bezug auf Eigenblutspende.
   Andres, R. L., Piacquadio, K. M., Resnik, R., »A Reappraisal of the Need for Autologous Blood Donation in the Obstetric Patient.« *American Journal of Obstetrics and Gynecology.* 163:1551–3. 1990.

Mythos 44: Meine Familie sollte vor meiner Entbindung Blut für mich spenden.

1. Deutscher Aufsatz zum Thema erhöhtes Risiko bei bekannten Blutspendern.
   Timoteo, R., Grunenberg, R., Bloedorn, H., Kruger, J., »Comparison of the Suitability of First Time and Related Blood Donors.« *Beiträge zur Infusionstherapie.* 26:267–9. 1990. Anmerkung des Autors: Nur das Abstract war in englischer Sprache abgefasst. Der Aufsatz selbst war auf Deutsch geschrieben. Kapitel 4.

4. Kapitel

Die Geburt

DIE FRUCHTBLASE

Mythos 45: Eine »trockene« Geburt ist gefährlich.

1 Ein vorzeitiger Blasensprung tritt in 10 Prozent der Fälle auf.
   Creasy und Resnik. Garite, T. J., »Premature Rupture of the Membranes.« Kap 41, S. 625.

Mythos 46: Bei einer Frau, deren Fruchtblase in der ersten Schwangerschaft vor dem Einsetzen der Wehen geplatzt ist, ist es wahrscheinlich, dass sich dies in den darauf folgenden Schwangerschaften wiederholt.

1. Das Vorkommen um den errechneten Entbindungstermin.
   Creasy und Resnik. Garite, T. J., »Premature Rupture of the Membranes.« Kap 41, S. 625.
2. Das Vorkommen vor dem errechneten Entbindungstermin.
   Williams. »Preterm and Postterm Pregnancy and Fetal Growth Retardation.« Kap 38, S. 862.
3. Die Beziehung zwischen vorzeitigem Blasensprung und vorzeitigem Blasensprung bei darauf folgenden Schwangerschaften.
   Creasy und Resnik. Garite T. J., »Premature Rupture of the Membranes.« Kap 41, S. 626.
   Ekwo, E. E., Gosselink, C. A., Moawad, A., »Unfavorable Outcome in Penultimate Pregnancy and Premature Rupture of Membranes in Successive Pregnancy.« *Obstetrics and Gynecology.* 80:166–72. 1992.
4. Beziehung zwischen frühzeitigem Blasensprung bei der ersten und bei darauf folgenden Schwangerschaften.
   Gosselink, C. A., Ekwo, E. E., Woolson, R. F., Moawad, A., Long, C. R., »Dietary Habits, Pregnancy Weight, and Weight Gain During Pregnancy: Risk of Preterm Rupture of Amniotic Sac Membranes.« *Acta Obstet Gynecol. Scand.* 71:425–38. 1992.

SCHMERZLINDERNDE MITTEL WÄHREND DER SCHWANGERSCHAFT

Mythos 48: Eine Periduralanästhesie hat häufig Lähmungserscheinungen zur Folge.

1. Zitierte Statistiken, die die Sicherheit dieser Betäubungsmethode belegen:
   Philip, B. K., »Complications of Regional Anesthesia.« Kap 14, S. 287. In: Ostheimer, Gerard W., *Manual of Obstetric Anesthesia.* New York: Churchill Livingstone, 1984.

2. Statistik über Autounfälle mit Todesfolge:
   Hatcher, R. A., Trussel, J., Stewart, F., u.a., *Contraceptive Technology*. 16. überarbeitete Auflage. New York: Irvington Publishers, Inc., 1994, S. 125.

DIE WEHEN

Mythos 54: Bewegung ist wehenfördernd.

1. Die Diskussion von Studien in Bezug auf Bewegung.
   Smith, M. A., Ruffin, M. T., Green, L. A., »The Rational Management of Labor.« *American Family Physician.* 47:1471–81. 1993.

Mythos 55: Bei einem Dammriss ist der Wundschmerz weniger stark als bei einem Dammschnitt (oder umgekehrt).

1. Eine Studie, die die Schmerzen nach Dammriss und nach Dammschnitt vergleicht:
   Abraham, S., Child, A., Ferry, J., Vizzard, J., Mira, M., »Recovery after Childbirth: A Preliminary Prospective Study.« *Medical Journal of Australia.* 152:9–12. 1990.

ENTBINDUNG

Mythos 57: Der Einsatz von Saugglocke und Zange ist gefährlich und sollte grundsätzlich vermieden werden.

1 Die Sicherheit einer operativen Entbindung.
   Creasy and Resnik. Bowes, Jr., W. A., »Clinical Aspects of Normal and Abnormal Labor.« Kap. 35, S. 548–9.

KAISERSCHNITT

Mythos 58: Ein Besorgnis erregender Zustand des Neugeborenen ist die häufigste Ursache für einen Kaiserschnitt.

1. Gründe für Kaiserschnitt und ihre Häufigkeit.
   Williams. »Cesarean Section and Cesarean Hysterectomy.« Kap. 26, S. 593–4.

Mythos 59: Eine Frau, die schon einmal an Genitalherpes erkrankt war, wird voraussichtlich per Kaiserschnitt entbinden müssen.

1. Kaiserschnitt nur ratsam bei sichtbaren Erkrankungen.
2. Das Vorkommen von Herpes bei Neugeborenen.
3. Mehrheit von Neugeborenen, die sich mit Herpes infizieren, werden von Müttern ohne sichtbare Erkrankung zur Welt gebracht.
   »Perinatal Herpes Simplex Virus Infections.« *ACOG Technical Bulletin.* Nr. 122. November 1988.
4. Nur 2 % bis 5 % der an Herpes erkrankten Schwangeren haben kurz vor dem Einsetzen der Wehen einen akuten Ausbruch der Krankheit.
   Hensleigh, P. A., »Herpes in Pregnancy – It's Especially Serious for Neonate.« *Contemporary Ob/Gyn.* Oktober 1994, S. 25–40.
5. Die mütterliche Sterblichkeitsrate.
   Williams. »Obstetrics in a Broad Perspective.« Kap. 1, S. 3.

Kapitel 5

Das Baby vor, während und nach der Geburt

WELCHES GESCHLECHT WIRD DAS BABY HABEN?

Mythos 60: Die Pulsfrequenz des Fötus gibt Aufschluss über sein Geschlecht.

1. Gynäkologen können die Pulsfrequenz nicht exakt durch reines Abhorchen ermitteln.
   Hon, E. H., »The electronic evaluation of the fetal heart rate.« *American Journal of Obstetrics and Gynecology.* 75:1215. 1958.
2. Buch über die Überwachung des Fötus während der Geburt.
   Freeman, R. K., Garite, T. J., Nageotte, M. P., *Fetal Heart Rate Monitoring. 2. Auflage.* Baltimore: Williams & Wilkins, 1991.

Mythos 64: Sex vor dem Eisprung erhöht die Chance auf einen Jungen.

1. Erhöhte Chancen, bei einem Koitus vor dem Eisprung einen Jungen zur Welt zu bringen:
   Gray, R. H., »Natural Family Planning and Sex Selection: Fact or Fiction?« *American Journal of Obstetrics and Gynecology.* 165:1982–4. 1991.
   World Health Organization. »A Prospective Multicentre Study of the Ovulation Method of Natural Family Planning. IV. The Outcome of Pregnancy.« *Fertility and Sterility.* 41:593–8. 1984.
2. Erhöhte Chance von Fehlgeburten und angeborenen Fehlbildungen.
   Gray, R. H. und Kambic, R. T., »Epidemiological Studies of Natural Family Planning.« *Human Reproduction.* 3:693–8. 1988.
   Simpson, J. L., Gray, R. H., Queenan, J. T., u.a., »Fetal Outcome Among Pregnancies in Natural Family Planning Acceptors: An International Cohort Study.« *American Journal of Obstetrics and Gynecology.* 165:1981–2. 1991.

Die Gesundheit des Fötus

Mythos 66: Wenn die Nabelschnur um den Hals des Babys liegt, so hat das häufig den Tod oder folgenschwere Verletzungen des Neugeborenen zur Folge.

1. Bei einem Viertel aller lebend geborenen Babys liegt die Nabelschnur um den Hals.
   Williams. »Conduct of Normal Labor and Delivery.« Kap. 34, S. 381.

Mythos 69: Streptokokken sind besonders gefährliche Bakterien und häufig der Grund für eine ernsthafte Erkrankung oder sogar den Tod des Neugeborenen.

1. Alle Statistiken und Empfehlungen:
   »GBS infections in pregnancy.« *ACOG Technical Bulletin.* Nr. 170, Juli 1992.

Angeborene Fehlbildungen

Mythos 70: Eine normale Ultraschalluntersuchung kann angeborene Fehlbildungen ausschließen.

1. Die Rate von falschen Negativ-Ergebnissen in der Ultraschall-Vorsorgeuntersuchung bei Föten, die später mit einem Herzfehler zur Welt kommen.
   Williams. »Ultrasound in Obstetrics.« Kap. 46, S. 1050.

Mythos 71: Die Hauptursache für eine geistige Behinderung ist Sauerstoffmangel während der Wehen.

1. Die Rate von geistiger Behinderung.
   Freeman, R. K., Garite, T. J., Nageotte, M. P., *Fetal Heart Rate Monitoring. 2. Auflage.* Baltimore: Williams and Wilkins, 1991, S. 21–25.
2. Geschätzter Zusammenhang zwischen Wehenproblemen und geistiger Behinderung.

Williams. »Diseases and Injuries of the Fetus and Newborn Infant.« Kap. 44, S. 1002.

Mythos 72: Eine Hauptursache für zentrale Lähmung ist Sauerstoffmangel während der Geburt.

»Fetal and Neonatal Neurologic Injury.« *ACOG Technical Bulletin.* Nr. 163. Januar 1992.

Mythos 73: Röntgenstrahlen stellen eine beträchtliche Bedrohung für den Fötus dar und sollten unter allen Umständen vermieden werden.

1. Sämtliche Fakten aus:
   Williams. »Imaging Modalities During Pregnancy.« Kap. 43, S. 981–985.

Kapitel 6

Das Wochenbett

GENESUNG

Mythos 74: Durch geburtsbedingte Narben ist der Intimverkehr auch lange nach der Geburt noch recht schmerzhaft.

1. Zitierte Studie:
   Abraham, S., Child, A., Ferry, J., Vizzard, J., Mira, M., »Recovery after Childbirth: Preliminary Prospective Study.« *Medical Journal of Australia.* 152:9–12. 1990.

Mythos 76: Wochenbettdepressionen kommen nach einer Geburt häufig vor. Sie sind langwierig und meist ziemlich heftig.

1. Die Symptome.
   Sciarra. O'Hara, M. W., »Postpartum Mental Disorders.« Bd. 6, Kap 84, S. 1.

2. Das Vorkommen.
   Sciarra. O'Hara, M. W., »Postpartum Mental Disorders.«
   Bd. 6, Kap 84, S. 3.
3. Die Ursachen.
   Williams. »The Puerperium.« Kap 18, S. 469.

Mythos 77: Frauen mit einer Wochenbettdepression werden voraussichtlich schlechte Mütter, weil sie ihre Babys in Wirklichkeit ablehnen.

1. Das Vorkommen.
   Sciarra. O'Hara, M. W., »Postpartum Mental Disorders.«
   Bd. 6, Kap. 84, S. 3.
   Williams. »The Puerperium.« Kap. 18, S. 469.
2. Das Auftreten von Depressionen im Allgemeinen.
   Sciarra. O'Hara, M. W., »Postpartum Mental Disorders.«
   Bd. 6, Kap. 84, S. 3.

STILLEN

Mythos 78: Stillende Frauen können nicht schwanger werden.

1. Fakten über Stillen und Fruchtbarkeit.
   Hatcher, et. al., *Contraceptive Technology, 16. Auflage*.
   New York: Irvington Publishers, Inc., 1994, S. 435.

ÜBER DEN AUTOR

Michael D. Benson arbeitet als Gynäkologe im Highland Park Hospital, Highland Park, Illinois. Er praktiziert zusammen mit zwei anderen Gynäkologen, Dr. Ruth Guth und Dr. Cheryl Perlis, und hat sich schon während der Ausbildung auf die Fachbereiche Gynäkologie und Geburtshilfe spezialisiert. Er ist Mitglied der Alpha Omega Alpha Gesellschaft, die sich aus zahlreichen Ehrenmitgliedern der medizinischen Fachwelt zusammensetzt, und arbeitet als Dozent an der Northwestern University Medical School.

Der Autor hat zahlreiche medizinische Publikationen – darunter mehrere Bücher – veröffentlicht. Im Augenblick gibt es zwei Forschungsbereiche, für die er sich ganz besonders engagiert: Zum einen Verhaltensweisen von Jugendlichen und zum anderen die Fruchtwasserembolie, eine Krankheit, die bei schwangeren Frauen nur selten auftritt und bei der Fruchtwasser in die Lunge der Schwangeren dringt.

Michael D. Benson lebt zusammen mit seiner Frau Bonnie und drei kleinen Kindern in Deerfield, Illinois.

fit & schön

Elsye Birkinshaw
Denken Sie sich schlank
In 21 Tagen abnehmen
ohne Diät
08/9414

Stephanie Faber
**Das Rezeptbuch
für Naturkosmetik**
300 Rezepte zum
Selbermachen
08/4688

Jay Kordich
Fit durch Säfte
Schlank, gesund und
leistungsfähig mit
frisch gepressten Obst-
und Gemüsesäften
08/5326

Miranda Llewellyn
**Gymnastik mit dem
Flexaband**
Das 9-Stunden-Programm
für Schlankheit, Schönheit,
Fitness und Gesundheit
08/5135

Stephanie Faber's
Kräuterkosmetik
200 Schönheitsrezepte zum
Selbermachen
08/5289

Chao-Hsiu Chen
**Feng Shui für Schönheit
und Wohlbefinden**
Das chinesische Geheeimwissen
um Harmonie und Alterslosigkeit
08/5320

Ditta Biegi
**Makellose Schönheit durch
kosmetische Eingriffe**
Was Sie wissen müssen über
Erfolge und Risiken, Dauer
und Kosten der Behandlung,
Praxen und Kliniken
08/5257

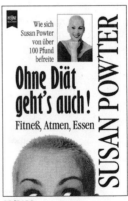

08/5120

HEYNE-TASCHENBÜCHER

Gesunde Ernährung

Earl Mindell
Die Vitamin-Bibel für das 21. Jahrhundert
08/5301

Earl Mindell
Die Nährstoff-Bibel
08/5282

Ingeborg Münzing-Ruef
Stefanie Latzin
Gesund mit der Kreta-Diät
08/5297

Anita Höhne
Medizin am Wegesrand
07/4700

Eleonora De Lennart
Gesund und schlank durch die Neue Trennkost
08/5329

Roland Possin
Vom richtigen Essen
08/5264

Guy-Claude Burger
Die Rohkosttherapie
08/5124

Jay Kordich
Fit durch Säfte
08/5326

Prof. Hademar Bankhofer
Gesundheit aus dem Kochtopf
07/4742

Anita Höhne
Dr. Leonhard Hochenegg
Brainfood
Power-Nahrung fürs Gehirn
07/4748

Corinna Hembd
Trennkost-Tabelle
48/46

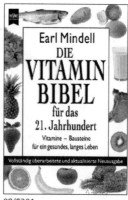

08/5301

HEYNE-TASCHENBÜCHER